大众美好生活系列

妇幼保健点点通

张晨雯 ◎ 主编

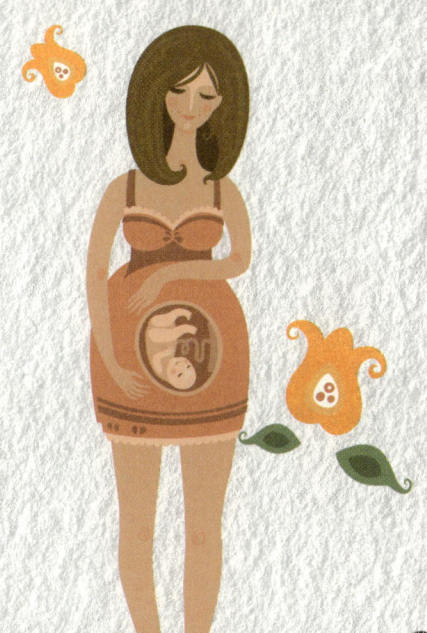

山东科学技术出版社

图书在版编目（CIP）数据

妇幼保健点点通 / 张晨雯主编 . —济南：山东科学技术出版社，2019.5

（大众美好生活系列）

ISBN 978-7-5331-9774-2

Ⅰ．①妇… Ⅱ．①张… Ⅲ．①妇幼保健–基本知识 Ⅳ．① R17

中国版本图书馆 CIP 数据核字 (2019) 第 011552 号

妇幼保健点点通

FUYOU BAOJIAN DIANDIANTONG

责任编辑：于　军
装帧设计：侯　宇

主管单位：山东出版传媒股份有限公司
出　版　者：山东科学技术出版社
　　　　　　地址：济南市市中区英雄山路 189 号
　　　　　　邮编：250002　电话：（0531）82098088
　　　　　　网址：www.lkj.com.cn
　　　　　　电子邮件：sdkj@sdpress.com.cn
发　行　者：山东科学技术出版社
　　　　　　地址：济南市市中区英雄山路 189 号
　　　　　　邮编：250002　电话：（0531）82098071
印　刷　者：山东新华印刷厂潍坊厂
　　　　　　地址：潍坊市潍州路 753 号
　　　　　　邮编：261031　电话：（0536）2116806

规格：小 16 开（170mm×240mm）
印张：9.5　　字数：127 千　　印数：1~3000
版次：2019 年 5 月第 1 版　2019 年 5 月第 1 次印刷
定价：36.00 元

主　编　张晨雯
副主编　刘　霞　陈　平
编　者　王秀丽　王　静　刘纪军　刘　芹
　　　　李玉喜　李炳庆　李　瑞　李慧丽
　　　　辛　红　张玲玲　侯　丽　徐　力
　　　　徐建桥　高　鹏

编者的话

所谓"美",自然离不开美学、美感,在你的生活中创造美、发现美,需要你放慢生活的节奏,学会品味生活并且做出智慧的选择。创造美好生活是一种艺术,或者说是一种"魔法",能够让人的感官或者心理产生愉悦。你只有内心丰盈、恬静,怀着一颗感恩之心,才能注意到、感受到、看到存在于你身边的美。

当前人们的物质和精神生活都极大丰富了,倡导科学、健康、文明的现代科学生活方式,引导人们树立科学的人生观、富而思进,不断提高生活质量,是我们需要思考和研究的课题。我们作为现代人,要了解中国传统文化和传统生活方式,不断取其精华、去其糟粕,重新定位自己的生活方式坐标。本丛书涉及中国传统文化、品质生活、妇幼保健、家庭用药、安全用水用电等方面,让你了解什么是品质生活,如何保持健康向上的生活理念,如何解决生活细节的难题,从而更好地规划人生、品味人生、享受人生。

目 录

第一章 女性生理知识 1
  一、女性各期生理特点 1
  二、月经 3
  三、妊娠生理 5

第二章 妇科常见疾病护理 10
  一、经期疾病 10
  二、女性生殖系统炎症 14

第三章 孕产妇保健与护理 23
  一、妇女妊娠期保健 23
  二、妇女妊娠期护理 28
  三、妇女分娩期护理 43
  四、妇女产褥期护理 47

第四章 产科常见疾病 58
  一、妊娠期常见疾病 58
  二、分娩期异常 66
  三、产褥期疾病 69
  四、避孕 70

第五章 儿童不同分期的特点 ················· 74
一、胎儿期 ································ 74
二、新生儿期 ······························ 74
三、婴儿期 ································ 78
四、幼儿期 ································ 79
五、儿童生长发育规律 ···················· 81

第六章 新生儿护理与喂养 ··················· 85
一、新生儿护理 ···························· 85
二、新生儿喂养 ···························· 91

第七章 儿童常见病 ························· 97
一、儿童就诊常识 ·························· 97
二、新生儿常见病 ·························· 99
三、婴幼儿常见病 ························· 115

第一章 女性生理知识

一、女性各期生理特点

1. 新生儿期

婴儿出生后 1 个月内为新生儿期。女性胎儿在子宫内受母体的性腺和胎盘所产生的性激素影响，出生后乳房可略隆起，甚至有少量乳液分泌，阴道可有少量出血，这些都是生理现象，于生后数日内自行消失。

2. 幼童期

新生儿期以后至 10 岁左右的阶段，称为幼童期。女幼童体格生长发育较快，而性腺和生殖器官则维持幼稚状态。女幼童 10 岁左右，卵巢中有少

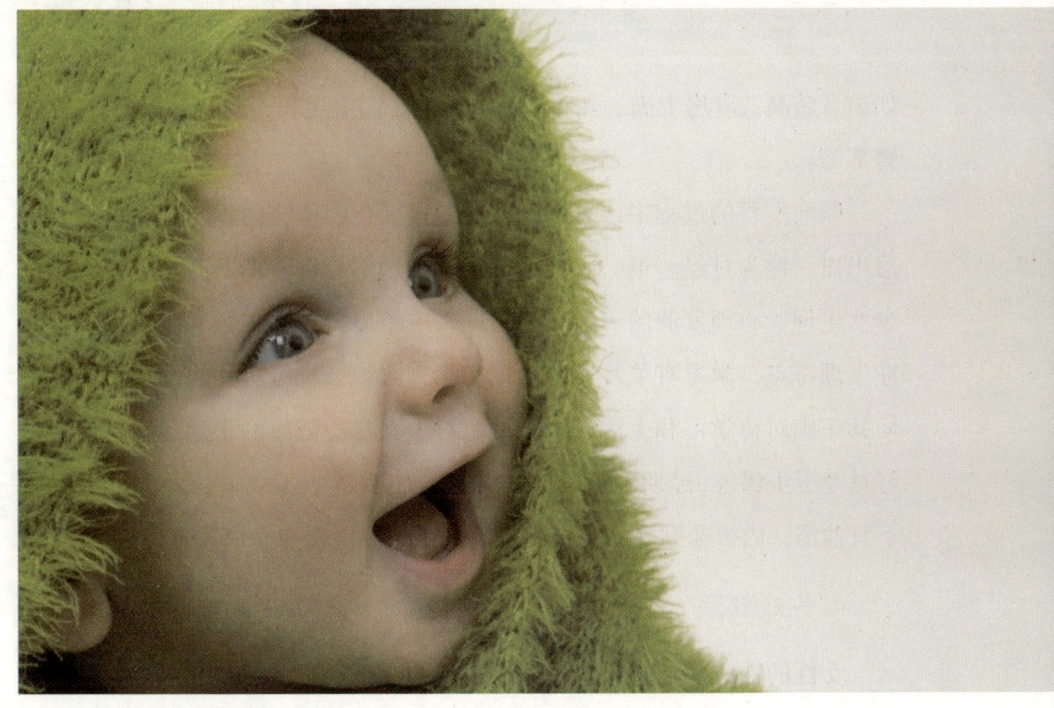

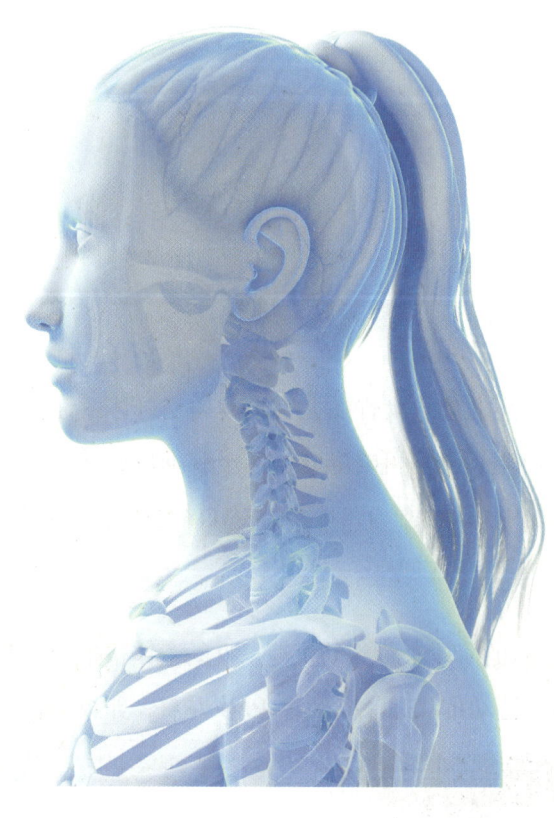

量卵泡发育，分泌少量雌激素，乳房和内外生殖器开始发育增大，脂肪分布，逐渐呈现女性特征。

3. 青春期

少女从月经来潮至生殖器发育成熟，称为青春期，是少女自儿童向性成熟的过渡期，并出现具备生育能力的现象，一般在13～18岁。少女卵巢内卵泡发育成熟并排卵，性激素分泌增加，生殖器官由幼稚型发育为成人型，女性第二性征出现，如声音转高，乳房丰满，乳头增大，腋毛、阴毛生长，脂肪分布于肩、胸、臀部等。

卵泡发育的过程中，有周期性的激素变化，子宫内膜随之增生而后脱落出血，称为月经。第一次月经称初潮，预示着青春期的开始。青春期是少女生理、心理发展的一个重要时期，应予以重视和关怀。使她们了解女性生理特点，学习有关月经的生理和病理常识，进行有关的性知识教育，使其正确对待学习和生活，防止早恋对少女身心健康的影响。同时少女做好月经卫生保健，经期不宜参加过强的体力劳动，注意保暖，保持外阴清洁，不宜盆浴，内裤要勤换，避免刺激性食物，保持精神愉快，避免情绪波动。

4. 性成熟期

女性的性成熟期亦称生育期，约从18岁开始，持续30年。这时卵巢周期性排卵和行经，乳房和生殖器官也有周期性变化，是女性性生活最旺盛的时期。

5. 更年期

更年期又称绝经期，为妇女从生殖功能旺盛状态向老年衰萎的过渡时期。妇女月经停止来潮，称为绝经，一般在44～54岁。妇女更年期可始于40岁，历时10～20年，主要表现为卵巢功能衰退，逐渐失去周期性排卵的能力，生殖器官开始萎缩。部分妇女在更年期间可出现一系列因性激素减少而引起的症状，包括自主神经功能失能失调症，称为更年期综合征。妇女更年期主要表现为情绪不稳定、易激动、不能自控、潮热、多汗等。妇女在更年期应保持乐观情绪，经常参加体育锻炼，定期进行体格检查。

6. 老年期

老年期一般为60岁以后，妇女机体逐渐老化。老年期容易出现血压升高、脂肪沉着、肥胖、骨代谢异常而致的骨质疏松等现象。

二、月经

女性进入青春期的一个重要标志就是月经来潮，是生殖功能成熟的标志。所谓月经就是指有规律的、周期性的子宫出血。这种出血是由于卵巢内卵泡由原始发育至成熟，而后排卵并形成黄体，伴随体内激素水平的改变，使子宫内膜发生周期性的剥脱出血。

女性初潮的年龄因地理位置、气候、种族、社会环境、营养状况等外在因素而异，多在13～15岁，早至11岁，晚至18岁。在欧洲、北美洲等国家，女性初潮年龄在12.5～13.5岁。有统计数字显示，城市女性初潮年龄较农村女性早1～2年，热带地区女性初潮年龄较寒带早2～3年。近年来，由于生活水平的提高，女性初潮年龄有提早的趋势。

月经周期是指两次出血第1天的间隔时间，通常为28～30天，提前或推后3天仍属正常范围。月经周期因人而异，并不是绝对的，每个妇女

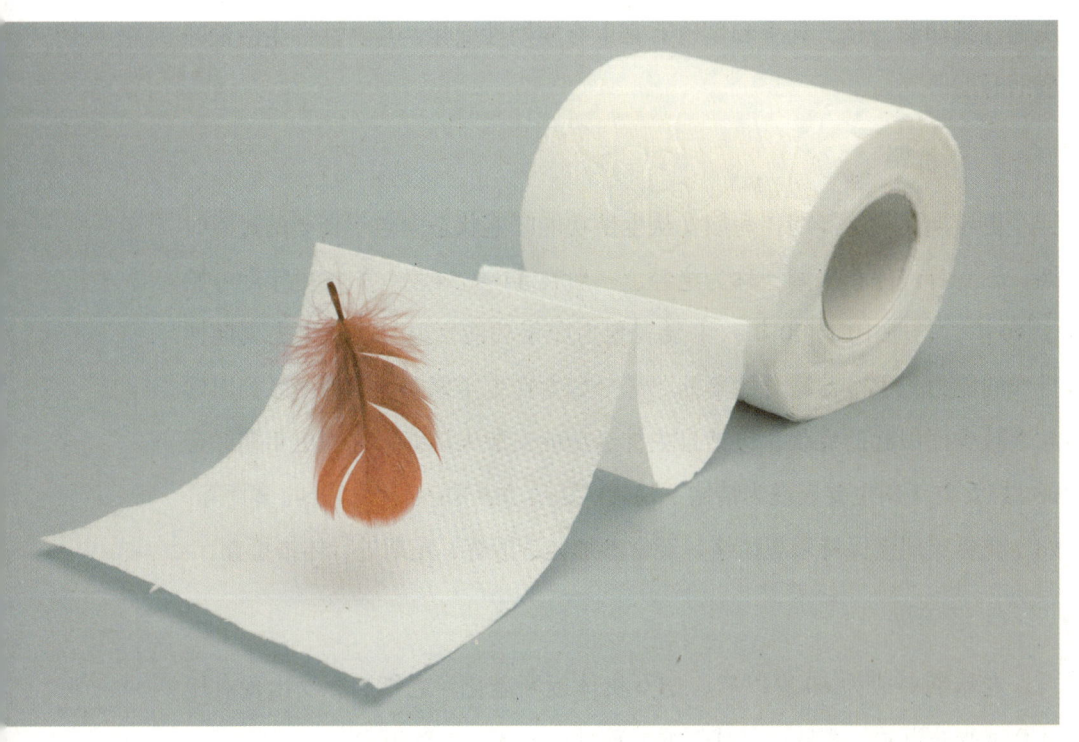

的周期都有其规律性。此外，月经周期易受情绪和外界因素的影响而延迟或提前。在女性初潮1~2年内月经周期不规律，可间隔2~4个月，甚至0.5~1.0年。随着女性分泌腺的发育健全，1~2年后即表现为有规律性的月经。

月经多持续2~7天，少数为3~5天。女性经期或经前期伴有腹痛、腹坠感，有的女性可倦怠，有轻微腹泻及肛门疼痛，一般血量为30~55毫升。若出血量超过100毫升，则需要就诊。月经第1天出血较少，在第2~3天最多，月经血一般呈暗红色，除血液成分外，尚含有子宫内膜碎片、宫颈黏液及脱落的阴道上皮细胞，在出血量较多时可出现血凝块。月经血多不凝固，因为剥脱的子宫内膜含有一种激活剂，可使血中的纤维蛋白裂解，使经血呈液体状流出。

三、妊娠生理

妊娠是胎儿在母体内发育成长的过程，卵子受精是妊娠的开始，胎儿及其附属物自母体内排出是妊娠的终止。临床上以末次月经的第1天作为妊娠的开始，全过程共10个妊娠月（一个妊娠月为4周），即40周、280天。

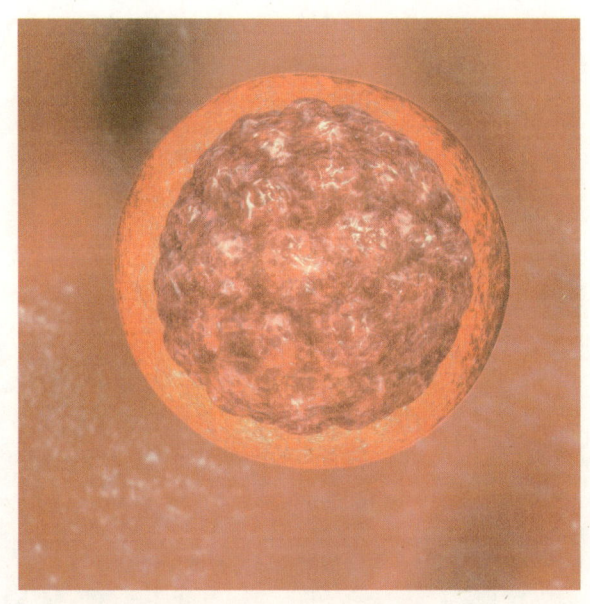

1. 受精、受精卵的发育和植入

成熟的卵子与精子相结合的过程称为受精。受精后的卵子称为受精卵或孕卵。受精卵进行有丝分裂，同时向子宫腔方向移动，大约在受精后第3天形成桑葚胚。在受精后6～7天形成囊胚，囊胚开始植入（或称着床）。囊胚侵入子宫内膜的过程，称为受精卵的植入。

2. 胎儿附属物的形成及其功能

胎儿附属物包括胎膜、胎盘、脐带和羊水。

（1）**胎膜**：胎膜由绒毛膜和羊膜组成。胎膜含有甾体激素代谢所需要的多种酶活性，故与甾体激素代谢有关。胎膜在分娩发动上可能有一定的作用。

（2）**胎盘**：胎盘是由底蜕膜、叶状绒毛膜和羊膜构成。胎盘的功能为：气体交换，胎儿通过胎盘与母体进行气体交换，吸收氧而排出二氧化碳。供给营养，胎儿生长发育所需要营养物质都由母体经胎盘供给。排泄废物，胎儿的代谢产物（如尿素、尿酸、肌酐等）均经胎盘渗入母血而排出。防

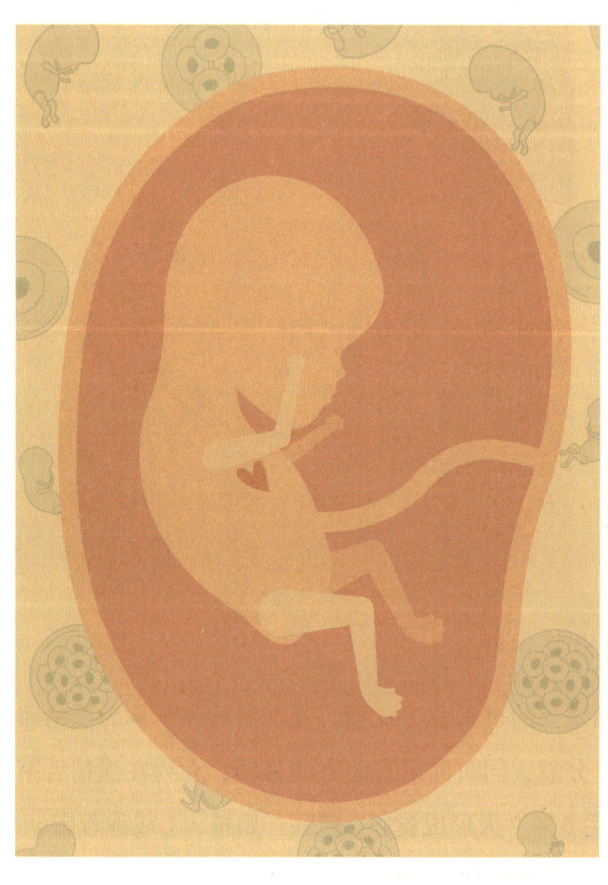

御功能，母体血液内的免疫抗体能通过胎盘进入胎儿体内，使胎儿在出生后一段时间内具有一定的免疫能力。合成功能，胎盘能合成多种激素和酶，保证了妊娠的正常进行。免疫功能，妊娠时胎儿、胎盘存在于母体子宫内，类似异体移植，但并不发生异体排斥现象。这可能是由于胎盘产生免疫抑制物质，使母体对胎儿组织具有免疫耐受性。

（3）脐带：脐带为连接胎儿与胎盘的纽带，外层为羊膜，内有两条脐动脉、一条脐静脉及胶样结缔组织。脐带平均长约50厘米（＜30厘米称脐带过短，≥80厘米称脐带过长），是胎儿循环的通道，一旦受压、血运受阻，可危及胎儿生命。

（4）羊水：羊膜腔内的液体称为羊水，羊水不是静止的，而是经常进行交换。羊水可以保护胎儿不受损伤，减少母体对胎动的感觉，临产后可以减少感染。

3. 妊娠期母体的生理变化

妊娠期由于胎儿生长发育的需要，母体各系统发生一系列适应性的生理变化。

（1）**生殖系统**：妊娠后子宫明显增大、变软。孕12周后，子宫超出盆腔；孕晚期子宫略向右旋。足月妊娠比非妊娠时子宫重量增加20倍，达1千克左右，子宫腔容量增加近1 000倍，达5升。子宫峡部非孕时长1厘米，妊娠后随子宫增大逐渐伸展、拉长而变薄，妊娠后期形成子宫下段，临产时可伸展至7～10厘米。子宫颈局部肥大、充血、变软，呈紫蓝色，黏液分泌量多而稠，可防止细菌侵入宫腔。输卵管充血、水肿、变长，系膜血管增多。卵巢略大，不排卵。外阴有色素沉着，组织松软。阴道黏膜呈紫黑色，伸展性增加；阴道分泌物增多，酸度增高，有利于防止感染。

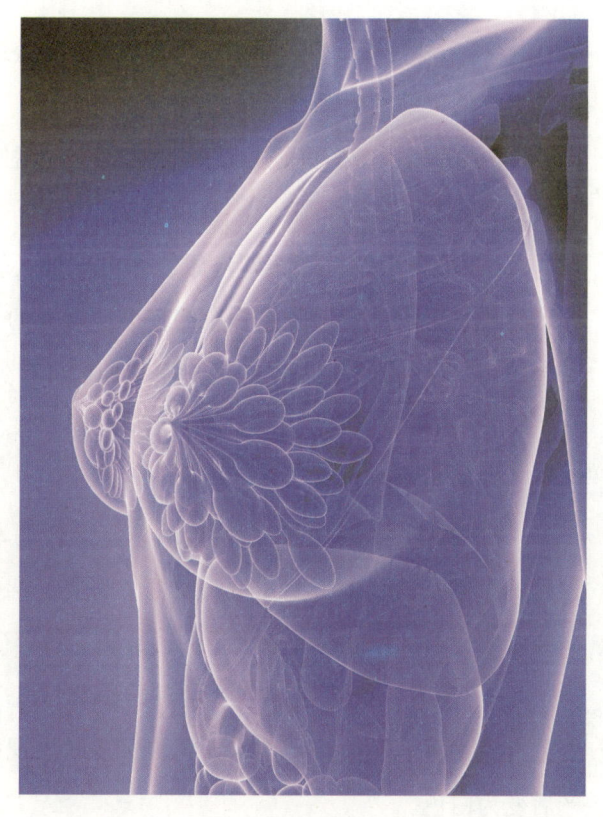

（2）**乳房**：乳腺管和乳腺泡增生，乳房增大。乳头和乳晕有明显色素沉着，乳晕处有皮脂腺突起。孕末期，乳头可挤出少许黄色乳汁。

（3）**血液循环系统**：妊娠期血容量增加，至32～34周达高峰，约增加35%，可出现生理性贫血，血液处于高凝状态，妊娠后期血沉增快。随着子宫的增大，在心尖区或肺动脉瓣区可闻及柔和的"吹风样"收缩期杂音，可出现下肢及外阴静脉曲张或痔。孕妇长时间仰卧位时，可发生仰卧低血压综合征。

（4）呼吸系统：妊娠期呼吸稍快，上呼吸道黏膜充血、水肿，局部抵抗力降低，易发生呼吸道感染。

（5）消化系统：妊娠早期常出现恶心、呕吐、食欲减退，易发生肠胀气或便秘。

（6）泌尿系统：妊娠期输尿管张力减低，轻度扩张，尿液滞留，易导致感染，可发生肾盂肾炎，右侧多见。增大的子宫或胎头压迫膀胱，可引起尿频。肾血流量及肾小球滤过率增加，可有少量蛋白和糖从尿中排出。

（7）内分泌系统：妊娠期甲状腺、肾上腺、脑垂体均有不同程度的增大，功能也增强。

（8）新陈代谢：妊娠中期以后，基础代谢率逐渐增高，可出现不同程度的水钠潴留。由于胎儿生长发育的需要，孕妇对糖、蛋白质、脂肪的需要量明显增加，同时需要大量的钙、磷、铁等矿物质。

（9）皮肤：妊娠期黑色素增多，面部、乳头、乳晕、腹白线、外阴等处有色素沉着；由于子宫增大，腹壁皮肤出现妊娠纹，由紫红或淡红到产后变为白色。

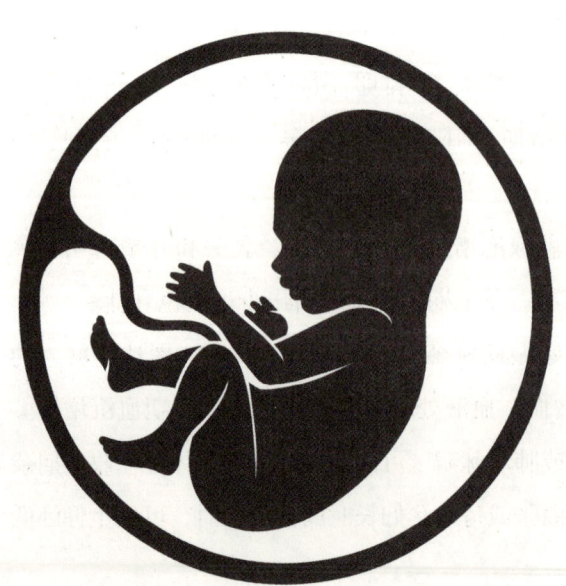

（10）骨骼、韧带：妊娠期骨质一般无改变，如严重缺钙，可引起骨质疏松和骨骼疼痛，妊娠后韧带松弛，孕妇可感觉腰骶部及肢体疼痛不适。

4.胎儿的发育

妊娠开始的8周是胎体的主要器官发育形成时期，称为胚胎。从第9周起称为胎儿，是各器官进一步发育成熟的时期。

8周末，胚胎初具人形，各内脏器官的原基已形成。此期内如发生病毒感染，服用某些药物或接受放射线等，可影响胚胎的正常发育，引起胎儿畸形。12周末，胎儿外生殖器已发育。16周末，骨骼系统进一步发育，部分孕妇自觉有胎动。20周末，可听到胎心。24周末，内脏器官已发育齐全。28周末，胎儿身长约35厘米，体重约1千克，出生后能啼哭，可呼吸，但生存能力差，加强护理可能存活。32周末，胎儿身长约40厘米，体重1.5～1.7千克，皮肤深红，毳毛已脱落，出生后有一定生存能力，但仍需加强护理。36周末，胎儿身长约45厘米，体重约2.5千克，皮下脂肪发育好，指（趾）甲已达指（趾）端，出生后能啼哭及吸吮，生存能力良好。40周末，胎儿发育成熟，身长约50厘米，体重3千克以上。女性阴唇发育良好，男性睾丸已下降。皮下脂肪发育好，皮肤粉红色，哭声响亮，吸吮力强，生存能力强。

第二章　妇科常见疾病护理

一、经期疾病

1. 经期保健

妇女的一生中，约 2/3 年龄段都有月经来潮，经期保健是防止月经不调及妇科疾病的重要措施。

（1）保持外阴部清洁： 月经期间要勤换卫生巾，内裤要在阳光下暴晒消毒。因经血是良好的培养基，大量繁殖的细菌可经开放的宫颈口进入子宫、输卵管及盆腔，引起子宫内膜炎、输卵管炎及盆腔炎等，严重影响妇女的身心健康。

（2）适当休息： 妇女经期注意休息，防止过度劳累及剧烈活动；饮食宜清淡，避免辛辣等刺激性食物，勿饮酒。

（3）预防感染： 妇女经期应避免接触冷水、洗冷水浴、盆浴、阴道冲洗、坐浴及游泳，以防逆行感染。冷刺激可使血管收缩、卵巢功能紊乱，引起月经不调。经期禁止性生活，以防逆行感染。

2. 月经期不适的护理

（1）月经期水肿： 由于经期体内激素变化引起面部、脚踝水肿，重者有小腿、手及上肢的水肿。轻度的经期水肿可不做任何处理，月经过后水肿可自然消退。严重水肿（如小腿、足、手水肿）且感不适者，应在月经来潮前，减少钠盐摄入，饮食宜清淡。睡眠时抬高头部，减少站立体位，必要时口服小剂量的利尿剂。

（2）经前期不适： 经前期不适主要是由于孕激素水平增高而引起类似早孕反应的症状，如疲倦、腹胀、背痛、乳房胀痛、恶心、阴道分泌物

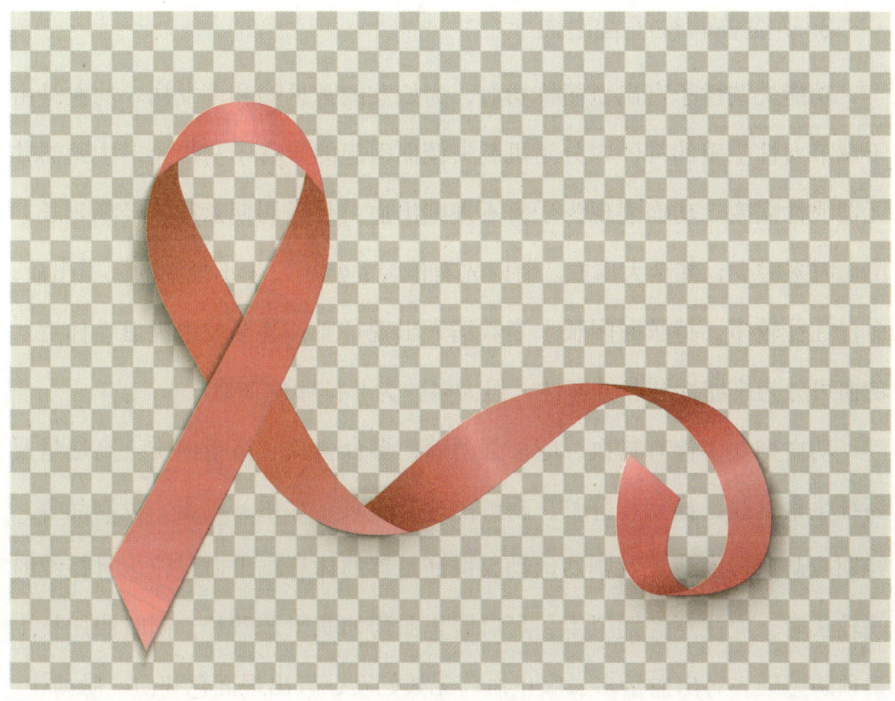

增多等。一般不需处理,当月经来潮时自觉症状会突然消失。注意休息及情绪的调整,饮食宜清淡,注意维生素的摄取,如多食用新鲜的水果、蔬菜。

(3) **异位月经:** 又称子宫内膜异位症,即子宫内膜生长在子宫腔以外的身体各部位。最常见的部位有鼻黏膜,表现为月经期间的鼻出血,也叫倒经,也可发生在皮肤、脐孔、外耳道、眼睑等处。一般无需处理,重者要对症处理,局部压迫止血,鼻出血者可填塞鼻孔压迫止血,也可用催产素滴鼻,使血管收缩止血,也可冷敷止血。必要时可口服或注射止血药,当出血量多时应及时就医。

(4) **排卵期出血和腹痛:** 此症与卵巢排卵有关,表现为两次月经中期轻微的下腹痛,部位左右不一,持续时间长短不一,有一过性的,也有持续时间较长的,可伴有少量的阴道出血。排卵期出血为一种生理现象,应解除顾虑,一般无需特殊治疗,适当休息后症状即可缓解。腹痛严重时,通过休息后症状无明显缓解者,可口服止痛药。

3. 功能失调性子宫出血

功能失调性子宫出血简称功血，为妇女的常见病和多发病。功血是由于调节女性生殖的神经内分泌机制失调而引起的异常子宫出血，生殖器并无器质性病变。功血表现为子宫不规则出血，月经周期紊乱，经期延长，出血时多时少，甚至大出血。有时先有停经，然后发生不规则的阴道出血，血量往往较多，持续时间长。多数病人出现贫血，甚至发生失血性休克。功血可分为排卵性和非排卵性，但大多数为非排卵性功血。

功血妇女多伴有贫血，应加强营养，多食含铁、高蛋白质、高热量及高维生素食物，如动物肝脏、新鲜的绿叶蔬菜、水果、鸡蛋、豆制品等。经期应避免过度劳累及剧烈运动，保证足够的休息。出血量较多且持续时间较长者，应注意经期卫生，可口服止血药如氨甲苯酸片，同时服用抗生素预防感染。对出血量多、服止血药无效妇女，且出现面色苍白、脉搏快、

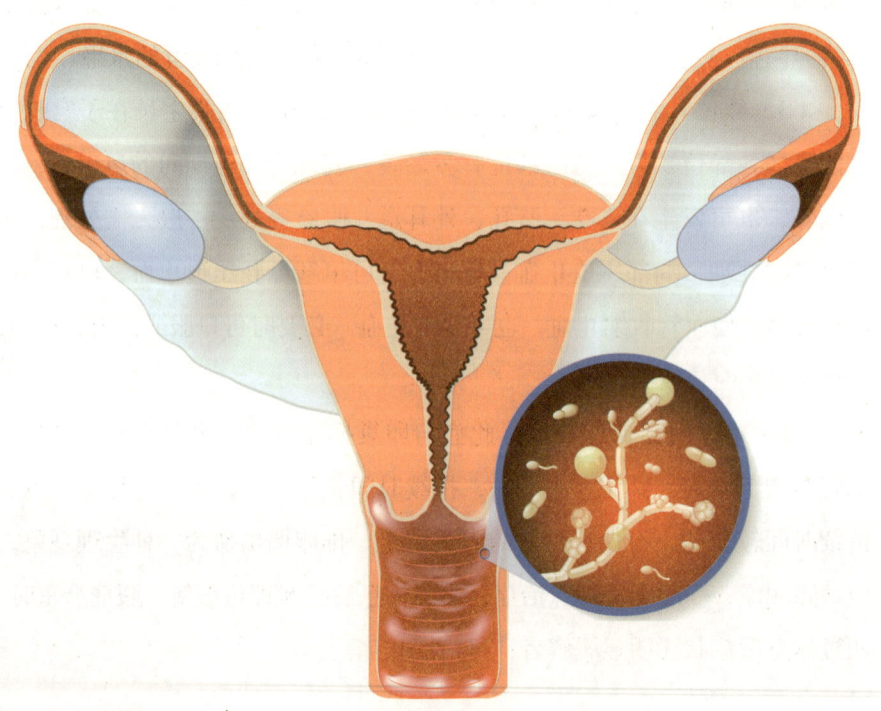

血压下降症状时,应及时就诊。

4. 闭经

闭经是指女子年满16周岁,月经未来潮或曾建立正常月经而停止6个月无月经来潮者,可分为生理性和病理性闭经两大类。青春前期、妊娠期、哺乳期及绝经后期为生理性闭经,无需治疗。无上述原因且6个月月经未来潮者属病理性闭经,也称继发性闭经。继发性闭经的原因十分复杂,治疗也非常棘手,应先查明原因,再对因治疗,效果较佳。

(1)解除思想顾虑,适当进行体育锻炼,充分发挥人体内在因素,促进机体恢复正常的生理功能,达到调经的目的。

(2)加强营养。妇女身体过度消瘦、营养不良、严重贫血,也可导致闭经。多食高热量、高铁、高蛋白、多种维生素、富含矿物质的食品,如谷类、豆类、动物蛋白(鱼、肉)、新鲜蔬菜、水果等。肥胖妇女则进食低热量、富含维生素和矿物质的食品。

(3)因环境变迁、气候变化、生活不规律而引起的闭经,应解除思想顾虑,尽快适应新环境,生活规律后月经即可来潮。

(4)月经受人体内分泌的调节,情绪激动、外界的刺激、精神压力过重,都可能导致闭经。妇女注意心理调整,解除精神紧张及压力,舒适、规律生活,即可缓解闭经。

(5)如因口服避孕药及其他药物、接触放射线等原因引起的闭经,停药或原因去除后月经即可恢复。

(6)卵巢内分泌系统疾患导致的闭经,应由医生正规治疗。

5. 原发性痛经

痛经分为原发性和继发性两种。后者多见于成年妇女,有器质性病变。前者多见于15~25岁女性,无器质性病变,主要表现为:月经来潮前后和月经期间出现下腹部疼痛、下坠、腰酸或其他不适等。多数患者症状较轻,不影响日常工作。有少数患者可出现较严重的症状，除下腹部疼痛剧烈外，常伴有尿频、尿急、肛门坠胀。严重者可出现恶心、呕吐、头晕、乏力、面色苍白等症状，疼痛可放射到腰骶部和大腿内侧。疼痛发生一般最早出现在经前12小时，经期的第1天剧烈，持续2～3天缓解。未婚女子出现上述症状者，基本可以认为是原发性痛经。已婚妇女应去医院就诊，排除器质性病变。

（1）痛经是由多种因素引起，应重视心理治疗。月经期轻度的腹痛和不适是生理反应，无需精神紧张、恐惧、焦虑。疼痛剧烈时，及时就诊，对症处理。

（2）轻度的痛经患者，可适当参加一些娱乐活动，分散注意力，使身心放松，有利于疼痛的缓解或症状减轻。

（3）注意经期卫生，适当休息，经期勿洗冷水浴，勿作剧烈运动。加强营养，调整饮食，避免辛辣食物、冷刺激，勿饮酒吸烟。

二、女性生殖系统炎症

1. 滴虫性阴道炎

滴虫性阴道炎由阴道毛滴虫感染引起。滴虫可以通过性交引起感染，也可以通过接触滴虫携带者或患者的浴具间接感染。滴虫不仅寄生于阴道、子宫颈，也寄生于尿道下部。患者白带呈黄色或黄绿色，有泡沫，伴腥臭味及外阴瘙痒。感染尿道时可引起尿频、尿痛，甚至血尿。全身治疗可口服甲硝唑，一日3次，7日为一疗程。局部治疗可在阴道放入甲硝唑，睡前放入，10日为一疗程，效果较好，但孕期禁用。

（1）**注意个人卫生**：避免使用公共浴盆、浴具和公共场所的坐式马桶，妇科医疗器械应严格消毒。

（2）**防止重复感染**：内裤、毛巾、浴巾等煮沸消毒5～10分钟，以便杀灭病原体。用"84"消毒液擦拭浴缸、坐便器等物品，防止感染。

（3）坚持治疗： 夫妇双方坚持服药、定期检查，以确保彻底治愈。

（4）按时复查： 滴虫性阴道炎的治愈标准为，经全身治疗和局部治疗后，连续3次于月经干净后复查白带，均无滴虫感染。于每月月经干净后复查，连查3次。

2. 真菌性阴道炎

真菌性阴道炎是由于感染白色念珠菌而引起的阴道炎症，主要表现为外阴瘙痒、灼痛。严重者可坐卧不安，白带增多，呈白色豆渣样；感染尿道可有尿频、尿痛。治疗主要应用抗真菌的抗生素，可用达克宁栓阴道放药，7日为一疗程；口服制霉菌素、斯皮仁诺效果较好。

已婚夫妇应注意卫生，勤换内裤，用过的内裤、盆、毛巾等物品应用开水烫洗，以防止交叉感染，同时积极治疗肠道真菌感染。

（1）一般于睡前放药于阴道深处，以防药物掉出。放药前应彻底清洗双手，以防细菌感染而加重病情。

（2）由于真菌适宜生存在阴道酸性环境中，因此，可用2%～4%碳酸氢钠溶液每日清晨阴道冲洗，以改变阴道内的酸碱度，而达到治疗目的。

（3）反复感染真菌的妇女应积极查血糖、尿糖，积极治疗糖尿病。在允许的情况下，停用广谱抗生素、激素及避孕药，以达到彻底治愈、防止复发的目的。

（4）用药高剂量、足疗程。治疗后反复多次检查白带，若检查再次为阳性者，应继续治疗一疗程，口服杀菌药和局部阴道放药联合应用。

由于体质虚弱、免疫力低下、B族维生素缺乏的妇女多发生真菌感染，因此，要多食新鲜蔬菜、水果，加强锻炼、增强体质，以提高机体免疫力，有效预防真菌感染。

3. 老年性阴道炎

老年性阴道炎又称萎缩性阴道炎，多见于绝经后的妇女，也可见于卵巢切除术后及哺乳期妇女。发病原因不是外界细菌的感染，而是阴道自净和防御机能的减弱。主要表现为阴道分泌物增多，呈淡黄色，有时水样，甚至为血脓性，有腥臭味；有外阴瘙痒，阴道干涩、灼痛；病变累及尿道、膀胱时，可出现尿频、尿急、尿痛等症状。主要应用抗生素治疗，如甲硝唑、诺氟沙星等，炎症较重者可用小剂量雌激素局部治疗。

（1）一般护理：保持外阴清洁，必要时每晚清洗外阴，并备专用毛巾和专用盆，定时暴晒毛巾和用品，防止感染。绝经后老年性阴道炎妇女，应排除其他疾病后方可进行治疗，以免延误病情。适当锻炼，增强体质，补充维生素 A 和维生素 B 族，多食蔬菜、水果等。

（2）局部用药：绝经期、哺乳期老年性阴道炎妇女，为增强阴道黏膜的抵抗力和自然防御作用，可用 1∶5 000 高锰酸钾溶液冲洗阴道。

4. 宫颈炎

宫颈炎妇科疾病中最常见，与妇女宫颈癌有一定的相关性。宫颈炎多发生于产后感染、流产后感染或手术损伤宫颈等情况，常与滴虫、真菌感染同时发生。慢性宫颈炎多发生在急性宫颈炎之后，亦可由于分娩以及难产手术、流产时的扩宫、刮宫或其他手术操作，宫颈裂伤所致。宫颈炎主要表现为白带增多，呈乳白色、淡黄色或脓性、黏稠呈豆渣样；有少量阴道流血；若出现腰酸腹痛，可能有炎症向周围组织扩散；有的妇女表现下腹胀和尿频等症状。排除宫颈癌的可能后，再局部治疗，有物理疗法（包括电熨法、激光、冷冻疗法）和药物疗法。

（1）预防：流产后或产褥期防止感染，在医生的指导下用药。同时 1 个月内禁止性生活。

（2）激光、冷冻治疗：宫颈炎、宫颈糜烂的激光、冷冻治疗，应先排除急性生殖器炎症，于月经干净后 3～7 日内进行。

（3）注意事项：冷冻治疗后 4～6 小时开始，阴道会有水样分泌物。3～4 天分泌量达最高，每天流出 200～300 毫升液体，无异味，可持续 1 个月。待宫颈痂皮脱落后，水样分泌物减少，痊愈后即消失。患者术后应卧床休息3～5天，减少活动。术后4～8周禁止性生活、盆浴和阴道冲洗。术后一般有少量血丝，可呈鲜红色，当出血量增多似月经时，应及时就诊。冷冻治疗时或冷冻治疗后，有少数妇女可感下腹轻微疼痛，

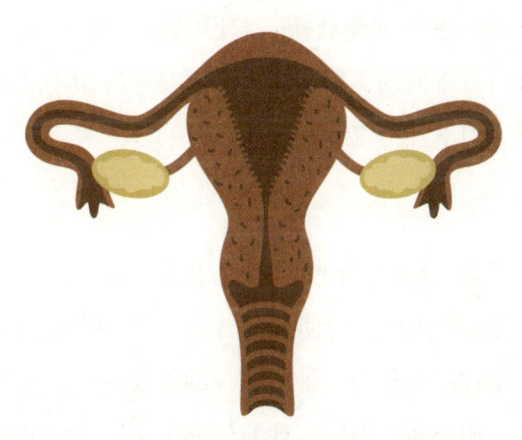

可能因刺激子宫收缩而引起，治疗结束后不久便消失。

5. 子宫内膜炎

子宫内膜炎是妇科常见病、多发病。临床症状为月经过多，经期紊乱及白带增多，呈脓性或脓血性，伴有下腹部重坠感、钝痛感，可有全身症状（如畏寒、发热等）。

（1）**休息**：患者卧床休息，取半卧位，有利于宫腔内分泌物引流；热敷下腹部，可促进炎症吸收，达到止痛作用。疼痛剧烈者，可酌情应用止痛剂。

（2）**饮食护理**：给予易消化、高热量及高蛋白、富含多种维生素的半流饮食。不能进食者，应从静脉补充营养及水分，防止水、电解质及酸碱平衡紊乱。

（3）**对症护理**：宫颈癌经放疗后，常会引起严重的子宫内膜炎。因此，放疗前后应严格控制宫腔内的感染，保持宫颈管通畅。人工流产术和产后应注意阴道流血的性状、气味，若有腐臭味应控制炎症，防止扩散。流产、宫颈电烙术后，应避免过早性生活及高压阴道灌洗，以防逆行感染，引起子宫内膜炎。已存在炎症者，避免多次盆腔检查和宫腔内操作，以免炎症扩散。

（4）保持大便通畅：排便可减轻盆腔充血，并有利于体内毒素的排出。养成每日排便的良好习惯，必要时可应用小剂量缓泻剂（如酚酞、番泻叶等），但不宜用硫酸镁等强泻剂。

6. 外阴瘙痒

外阴瘙痒是多种妇科疾病和全身疾病的一种外在表现，多见于中年妇女。瘙痒严重时，可使妇女坐卧不安，影响生活和工作。

精神紧张是引起外阴瘙痒的主要原因，还有过度疲劳、妊娠期及月经前期外阴充血等原因。注意经期卫生，防止经血、汗液、尿液等长期刺激外阴，保持外阴清洁、干燥。瘙痒时勿用手抓挠，清洗外阴时勿用化学洗剂、肥皂、热水烫洗等，正确的方法是用清水清洗外阴部。给予富含维生素和矿物质的食物，忌辛辣和过敏性食物，戒烟酒。感染引起的瘙痒，除用药物抗感染外，内裤、毛巾等物品应煮沸消毒，防止重复及交叉感染；阴虱引起瘙痒者，应灭虱并剃净阴毛。

7. 盆腔炎

盆腔炎是指发生于女性内生殖器及其周围结缔组织的炎症，包括输卵管炎、卵巢炎、附件炎和阴道周围组织的炎症，也包括膀胱周围炎和直肠周围炎。主要病因有产后和流产后感染，不良的经期卫生习惯，机体免疫力低下也可发生盆腔炎。

（1）症状：急性起病时有下腹痛，伴发热；严重时可有寒战、高热、腹痛。若有脓肿形成，可有局部压迫刺激症状，刺激膀胱，产生尿频、尿急、

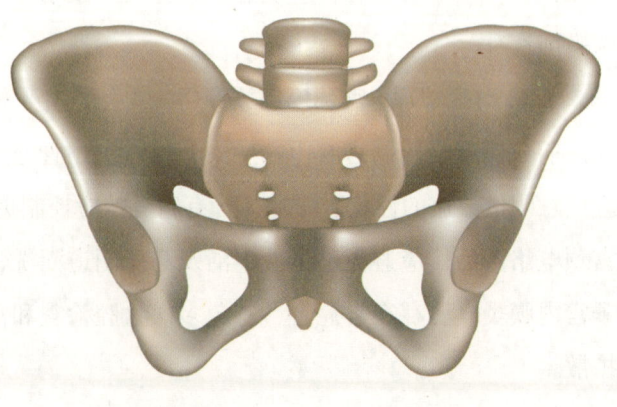

尿痛等症状；若刺激直肠，可出现里急后重、排便困难的症状。慢性盆腔炎全身症状多不明显，可有下腹坠胀、疼痛及腰骶部酸痛，常于劳累、性交后及月经前后加剧，也可造成输卵管粘连而继发不孕，盆腔淤血可致月经增多；部分妇女可有神经衰弱的表现，易疲乏。

（2）治疗：合理使用抗生素，常用青霉素、氨基糖苷类抗生素、头孢类抗生素等，合用甲硝唑效果佳。

（3）护理：①卧床休息，取半卧位，使炎症分泌物聚集在盆腔最低部位，有利于炎症局限。若形成脓肿，从阴道后穹隆穿刺排脓。②适当锻炼，增强体质，劳逸结合，提高机体免疫力。③高热者应给予高热量、高蛋白、富含维生素的饮食，在医生指导下适当补充液体、电解质，纠正机体的失水及酸碱紊乱。便秘者可用盐水或肥皂水灌肠。④妇女产后或流产后，宫腔内残留有胎盘、胎膜时，必须在有效控制感染的情况下，清除宫腔残留物。手术后预防性应用少量抗生素。⑤在宫腔操作前，应积极控制盆腔和生殖道的炎症，用0.1‰新洁尔灭溶液灌洗阴道3~5次。⑥若患有阑尾炎、腹膜炎及盆腔内其他脏器的炎症，应及时治疗，防止炎症扩散、蔓延而致盆腔炎。⑦采用超短波理疗、温水阴道灌洗等方法，促进盆腔血液循环，有利于炎症的吸收、消散。用中药金刚藤保留灌肠，每晚1次，效果较好。

8. 子宫肌瘤

子宫肌瘤是女性常见的良性肿瘤，30~50岁妇女多发。原因可能与体内雌激素水平过高或长期刺激有关，发病率较高，一般20%的妇女都有不同程度的子宫肌瘤。子宫肌瘤的主要表现是月经的改变，经期延长，经血增多，也可有不规则的阴道流血，甚至大出血而休克。因月经量增多，反复出血，可致贫血。壁间肌瘤或浆膜下肌瘤，月经改变不明显，可在洗澡时或偶尔触及腹部包块。育龄期妇女，因肌瘤使子宫腔变形，压迫输卵管，妨碍受精卵着床可致不孕。较小肌瘤且无临床症状者，可定期门诊复查。对于较大子宫肌瘤或肌瘤虽小，但临床症状明显者，应行手术治疗。

（1）心理护理：子宫肌瘤是妇女的常见病、多发病，应解除心理压力，以积极乐观的态度配合治疗。

（2）早发现、早治疗：30～50岁的妇女应定期进行妇科检查，最好每半年一次，以便及早发现疾病。如有月经的改变或不明原因的阴道流血，应随时就医。

（3）手术时机选择：已发现的子宫肌瘤，如果肌瘤大小在2个月妊娠子宫之内，症状较轻，年龄接近绝经期，可暂缓手术治疗，应3～6个月复查一次。如肌瘤生长过快，则须手术切除。如果肌瘤增大到两个半月妊娠子宫时，应行手术治疗。

（4）手术后护理：①手术后去枕平卧6～8小时，头偏向一侧，防止呕吐物吸入肺内引起窒息。②伤口压沙袋4～6小时，注意伤口有无渗血、渗液，如有异常情况，及时报告医生。③伤口疼痛时，可根据医嘱应用止痛药。④监测血压、脉搏、呼吸、体温，术后保留尿管24小时，并保持尿管通畅。拔除尿管4～6小时后，应自行排尿一次。⑤术后次日晨取半卧位，促使炎症局限，术后24小时后应下床活动，预防肠粘连。起床、下床、翻身、行走时动作宜缓慢，以防头昏（直立性低血压）及肠扭转。⑥暂禁饮食，待排气后可进半流食（如粥、汤、面条等）。逐渐改为普食，每日应补充足够的热量和维生素，如鸡蛋、肉、新鲜蔬菜等。勿食牛奶、糖及刺激性食物，预防便秘及腹胀。

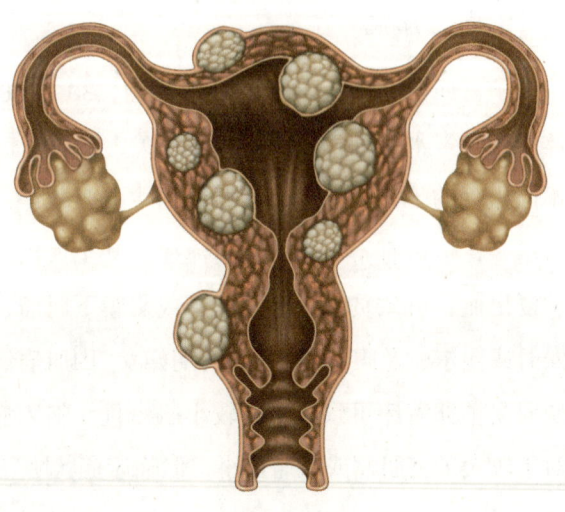

（5）术后性生活及个人卫生：子宫切除后1个月内绝对禁止性生活，3个月内尽量减少性生活，3个月后则

对性生活无特殊要求。注意外阴部的清洁卫生，防止阴道残端感染出血。一般每晚用0.1‰新洁尔灭溶液擦洗外阴或用0.2克甲硝唑放入阴道，如有出血征象及时就医。

9. 卵巢肿瘤

卵巢肿瘤20～50岁妇女多发，可发生于任何年龄。起初可无症状，常在妇科检查时发现。当肿瘤增大超出盆腔时，患者可在下腹部扪及一包块。瘤体压迫邻近器官，可引起尿频和大便的改变。如为恶性肿瘤，则包块不规则且活动度差，常伴有腹胀和不同程度的腹水，晚期可有全身消瘦、贫血、发热等表现。卵巢肿瘤良性者手术可治愈；恶性者则以手术治疗为主，配合放疗、化疗等综合治疗。

（1）**心理护理**：良性卵巢肿瘤，手术治疗即可治愈。育龄妇女行一侧卵巢切除术后，不会影响生育能力及性功能，因此，患者应解除思想顾虑，积极配合手术。恶性卵巢肿瘤，由于科学的发展，医疗技术的不断提高，大大提高了该病的存活率。

（2）**定期普查**：20～50岁的妇女应每年体查，以便及早发现妇科病。对已确诊的良性卵巢肿瘤，可根据瘤体的大小、患者的身体及生育要求等，在医生的指导下进行观察，每3个月门诊检查一次，同时行B超检查，并与以前的检查结果对比。如瘤体继续增大，则应手术治疗；如在观察期间，突然出现一侧下腹痛（与体位变换有关），且有恶心、呕吐、面色苍白、出冷汗等，可能是卵巢肿瘤蒂扭转，应立即到医院就诊，争取及早手术；如确诊为恶性肿瘤，应立即手术治疗。

10. 不孕症

不孕症指育龄妇女婚后2年内，有正常的性生活而未怀孕者，其原因较复杂。如影响卵巢正常排卵的因素；精液的异常；卵子与精子不能正常结合成为受精卵，或受精卵不能正常进入子宫腔内着床等。

（1）**测量基础体温**：掌握性知识。通过测基础体温，学会预测排卵，选择受孕几率大的日期性交。在排卵前2～3日或排卵后24小时内性交，可增加受孕的机会，但性交次数不宜过频。测基础体温的方法：在保证每日6～8小时睡眠的前提下，每日清晨醒后，未作任何活动，舌下测体温5分钟，将所得的结果绘成曲线。若有排卵，体温图呈双相型，排卵前体温低水平，排卵后体温较排卵前高0.3～0.5℃，直到月经来潮前降至低水平。

（2）积极治疗原发病：①夫妻双方应积极治疗内、外生殖器的炎症。因女性患阴道炎症时有大量的白细胞，可消耗精液中存在的能量物质，降低精子的活力而影响受孕。宫颈及子宫内膜的炎症可产生浓稠性的黏液，阻碍精子进入宫腔而致不孕。盆腔及输卵管的炎症也可致不孕。男性生殖器的炎症，则影响精子的生成和排出而致不孕。②积极治疗全身代谢性疾病，如甲亢、甲减都会影响月经及排卵而致不孕，纠正营养不良和贫血，戒烟，戒酒，积极治疗内科疾病。③因子宫颈肿瘤、宫颈息肉等而致宫颈管狭窄，妨碍精子正常运行者，应及时治疗。④已有输卵管炎症造成不通者，应在月经过后3～7天行输卵管抗感染治疗。⑤男性在少年期应积极防治腮腺炎、流感等，防止并发睾丸炎而致成年不孕；女性应预防腹腔结核并发输卵管不通。另外，男性应预防外生殖器的损伤。

（3）人工授精：人工授精是人工将男性的精液注入女性的生殖道（宫颈管内及管腔内），使女性妊娠的一种方法。根据精液来源不同，分为丈夫精液授精和供精者精液授精。前者用于男子性功能障碍（阳痿、尿道下裂），女方宫颈管狭窄，宫颈黏液有抗精子抗体者。后者适用于男方无精子症，或男方携带不良遗传因子（白血病、血友病等）的患者。

（4）试管婴儿：体外授精与胚泡移植，即试管婴儿。从妇女体内取出卵子，放入试管中培养一段时间，再与精子受精。发育到8～16个细胞胚泡时再移植到妇女子宫内，使其着床发育成胎儿，适用于因输卵管因素引起的不孕者。移植后的妇女应严格卧床休息24小时，3～4日内限制活动，14日后作β/HCG测定，以了解孕卵是否着床，若成功则按高危妊娠加强监测管理。

第三章 孕产妇保健与护理

一、妇女妊娠期保健

1. 孕前知识

（1）**最佳生育年龄**：从优生优育的角度考虑，女性最佳生育年龄最好在23～28岁，男性最好在25～32岁。女性的身体已发育成熟，精力最旺盛，卵巢功能活跃，排出的卵子质量最好，这时受孕将会获得最佳胚胎。大于35岁女性的卵巢功能开始衰退，卵子出现"老化"现象，畸形儿、痴呆儿的发生率明显增高。25～32岁男性的身体、心理及智力都已成熟，精子活跃率最高。

如果由于疾病或其他特殊原因，女性年龄较大才怀孕，也不必过分紧张，但要做好产前检查，以便筛查畸形胎儿，及时处理。这类产妇也是围

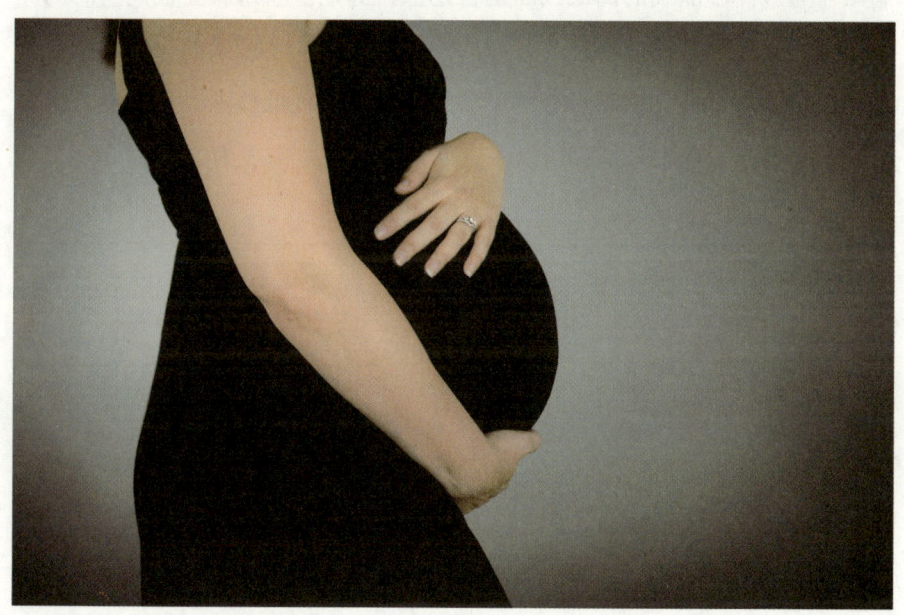

产期的"监视"对象,要重视孕期保健和定期做产前检查,并在分娩时给予特别关照,以保证母子安全。

(2)最佳怀孕月份:妇女怀孕应该考虑季节因素,一般早孕期和分娩期最好选择在春季和秋季,尤其怀孕晚期尽量避开酷暑、严冬。

从医学角度看,认为女性受孕最佳日期为7~9月份。从优生的观点来看,胎儿在母体内3个月大时大脑皮层开始形成。若女性7~9月份受孕,正值秋高气爽,睡眠不受暑热、寒冬的影响,食欲也好。3个月后,正值秋末冬初,又是水果丰富的黄金季节。这对于孕妇补充营养与胎儿大脑发育十分有利。孕妇临产时正是春末夏初,天气温和而不热,蔬菜、鱼、肉、蛋等副食品丰富,有利于产妇身体尽快康复。同时,产妇乳汁营养丰富,也有利于胎儿的成长。春末夏初还可以把婴儿抱到户外晒晒太阳,呼吸新鲜空气,能大大增强抗病能力。

(3)最佳怀孕时机的选择:女性应注意排卵期变化,观察基础体温。①早上醒后,先用体温表测体温并记录,横轴为月经周期,纵轴为体温,原点为本月的月经开始日。②将1个月的体温用线连接起来,形成基础体温图,通过体温曲线的高低判断是否正值排卵期。③每日要在同一时间测量体温。女性的基础体温是与月经周期相对应的,孕激素的分泌活跃,基础体温会随之上升;孕激素分泌不活跃时,则出现低体温。从月经开始至排卵,因孕激素水平较低,所以一直处于低体温,一般为36.2~36.5℃。

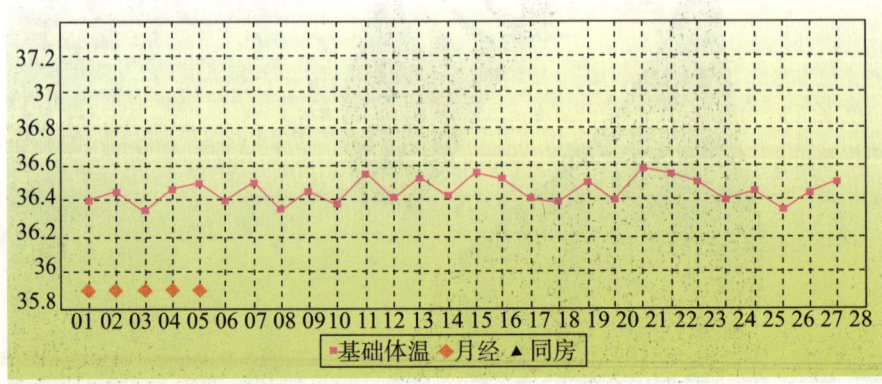

排卵后，卵泡分泌孕激素，基础体温升高，一般为36.8℃左右。根据记录可以得知，从低体温段向高体温段的那几日，即为排卵日期，这期间同房容易受孕。

（4）**不宜受孕的疾病**：女性从怀孕到分娩要经过40周，体内发生着巨大的生理变化。子宫由原来的7厘米×5厘米×3厘米增加到35厘米×22厘米×25厘米，腹部胀大、膈肌抬高，同时呼吸变粗、频率增加。心脏也发生移位，心率增快，血流量增加；肾脏滤过增多，负担加重；同时孕期激素的变化，导致轻度水肿。所以，当上述任何器官发生严重的病理变化时均不宜怀孕，否则会对孕妇的生命造成威胁。包括任何心脏病，即一般体力活动后明显心慌、气急，休息后缓解，心功能在三级以下者；急、慢性肾炎，伴有高血压或肾功能不全者；急慢性肝炎、肝功能异常或肝硬化患者；严重甲状腺功能亢进、糖尿病伴动脉硬化、高血压伴有血管病变患者；肺结核活动期患者；血液病患者，如再生障碍性贫血、白血病、血小板减少性紫癜、严重贫血等；某些变态反应性疾病，如类风湿活动期、哮喘病患者等。

另外，患有某些遗传性疾病（如先天愚型、精神分裂症、癫痫等）的女性均不宜怀孕。

（5）**停用避孕药后不宜立即怀孕**：医学专家认为，平时服用避孕药的妇女，最好在停服避孕药6个月后再怀孕。激素类避孕药的作用比天然性激素强若干倍。如1号短效避孕药含炔雌醇与炔诺酮，炔雌醇的生理效能是人体内产生雌激素已烯雌酚的10~20倍，炔诺酮的生理效能是人体内产生孕激素黄体酮的4~8倍。如果停了避孕药就怀孕，将会造成下一代的某些生理缺陷。

口服避孕药的吸收代谢时间较长。口服避孕药经肠道进入体内，在肝脏代谢储存。在停药后，体内残留的避孕药成分需经6个月才能完全排出体外，对胎儿仍有不良影响。

2. 孕前保健

（1）**加强营养**：妇女孕前应补充营养，食物不要太精细，五谷杂粮最好。多食富含微量元素锌和维生素的花生、芝麻，猪肝、瘦肉，以及新鲜蔬菜、水果。注意食物不能太咸，炒菜少放盐，以免怀孕期间出现高血压和水肿。

合理的饮食对准备受孕的妇女储存营养很有好处，因为在妊娠早期，胚胎主要从子宫内膜吸取营养，促进大脑发育。

（2）**重视体检**：男女双方婚前要进行体格检查，排除遗传病和其他疾病。据上海市对10个区婚前检查的统计表明，在调查的11 232人中，有40人患有痴呆、癫痫、畸形、低智商、精神疾病等，比例高达0.36%。因此，婚前检查是非常必要的。

①家族史：包括对三代以内直旁系亲属健康状况的询问，尤其是有无

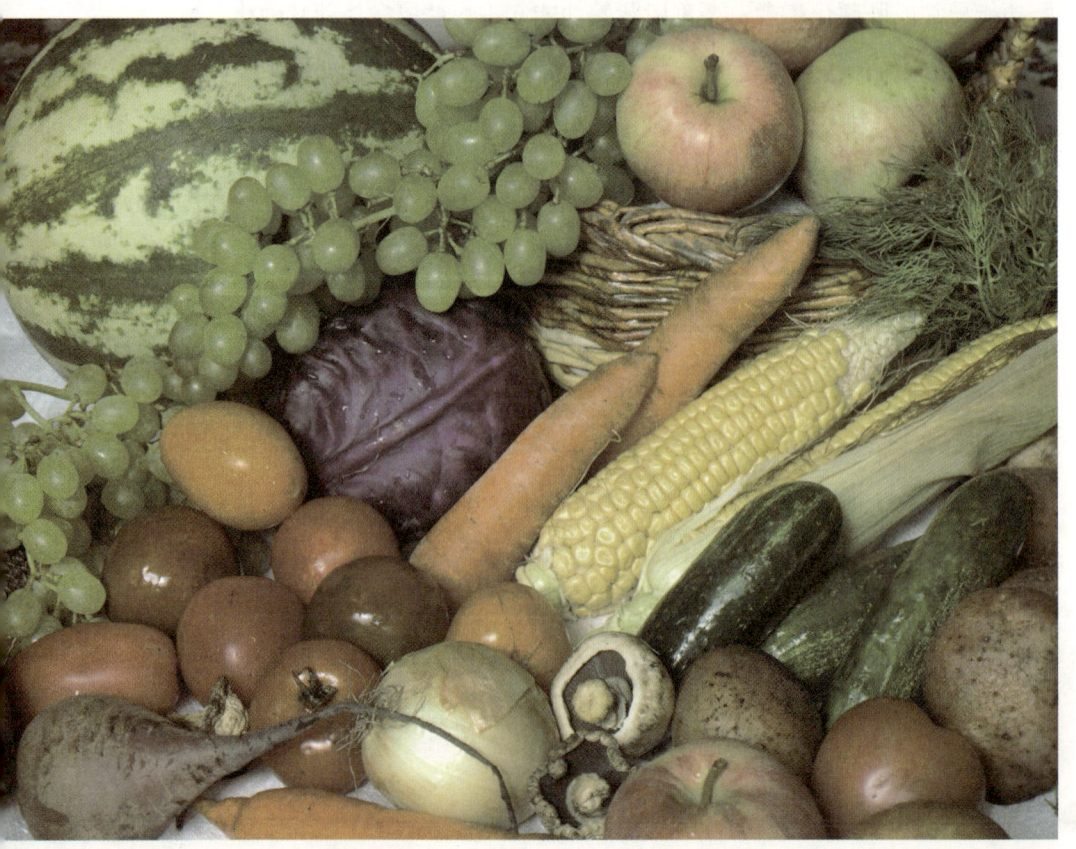

遗传病、精神病和传染病史等。

②血缘关系：了解是否是近亲婚配。

③健康状况：患有心、肝、肺、肾病或高血压急性期者，待痊愈后方可结婚。患有先天愚型、严重的精神病、麻风病、梅毒和红斑狼疮者，禁止结婚。

④生殖器官：判定是否有严重的生殖器官畸形和异常。

（3）戒酒忌烟：香烟含有一些致畸物质，如尼古丁、焦油、辐射物和多环烃类。据统计，孕妇每日吸烟20支以下死产率为20%，每日吸烟20支以上死产率为35%。在存活的新生儿中，患先天性心脏病（如动脉导管未闭和法洛四联症）的概率，吸烟孕妇是不吸烟孕妇的2倍。吸烟孕妇生下的新生儿体重可降低90～350克，甚至个子矮小、智力发育水平低。同样，孕妇嗜酒也会影响后代。

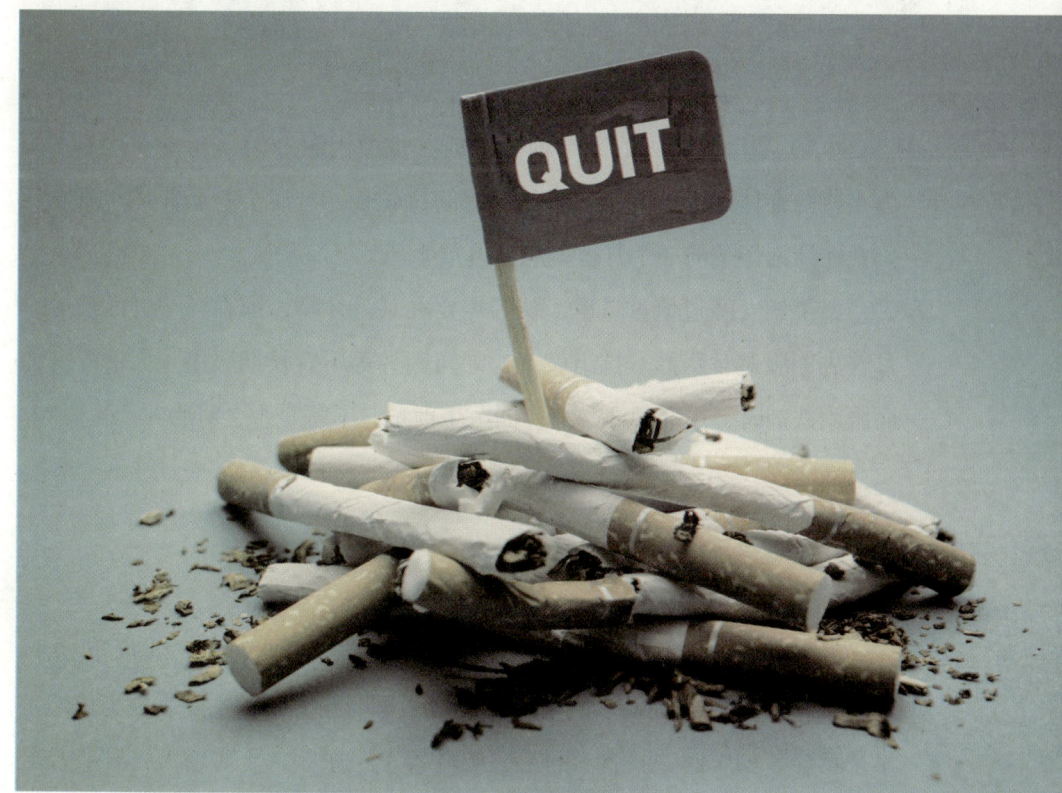

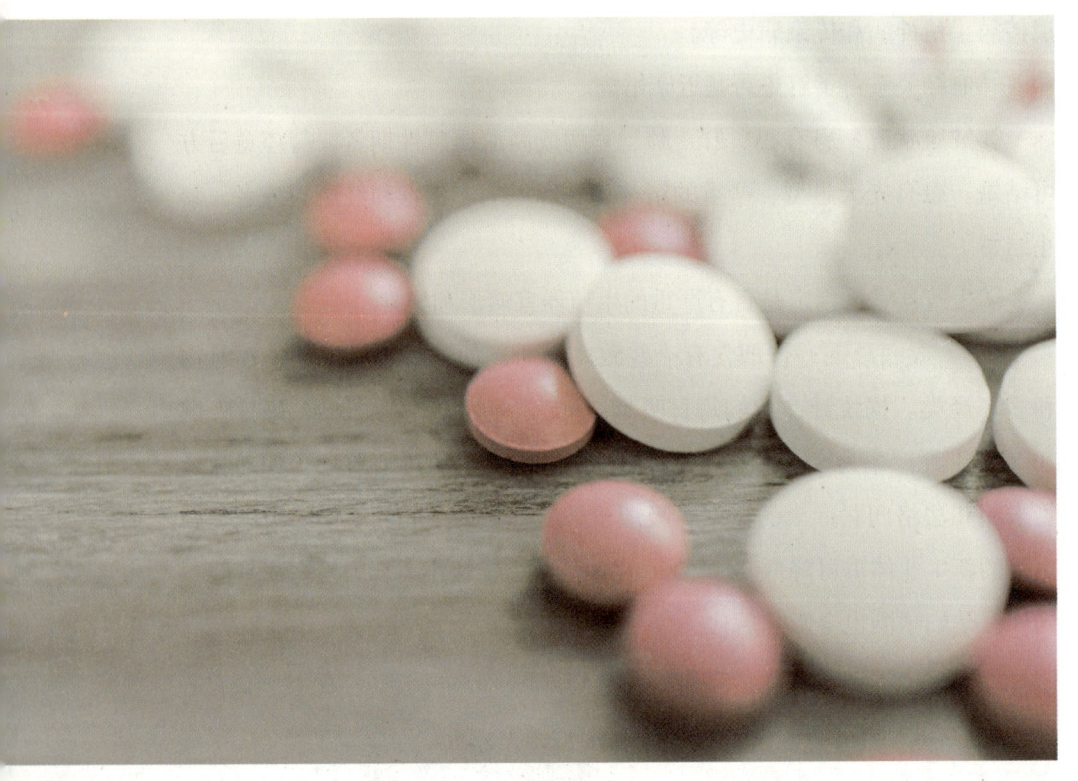

（4）谨慎用药： 妇女孕前因病或其他原因服药时，要特别注意。因为一些药在体内停留和发生作用的时间比较长，有时会对胎儿产生影响。妇女在计划怀孕前3个月，就应当慎重服药。

如果妇女经过慎重考虑，认为需要在某月怀孕，那在怀孕月的前6个月首先停服避孕药品。抗组胺剂、阿司匹林等不宜长期服用。为治疗贫血而服用铁剂时，在准备怀孕前要同医生商量，了解是否会对胎儿产生影响。

二、妇女妊娠期护理

1. 妊娠诊断

妊娠可分为3个时期：妊娠12周末及以前为早期妊娠，13周至27周末为中期妊娠，28周及以后为晚期妊娠。早期妊娠妇女主要表现为停经，早孕反应（如嗜睡、择食、恶心、呕吐等），尿频，乳房增大，乳头及乳晕着色。中期妊娠以后，子宫明显增大，孕妇可自觉胎动，腹部可扪及胎体，局部听到胎心音。

2. 妊娠期常规护理

（1）及时确诊：育龄期妇女，如果有停经史、早孕反应等不适，应及时到妇科确诊是否怀孕。怀孕早期的常见症状因人而异，主要包括：

①便秘：妊娠期间大多数孕妇会发生便秘，主要原因是胎盘分泌的黄体激素水平增高，加之增大的子宫压迫肠道，使肠蠕动减弱。孕妇应改变饮食习惯，经常吃富含纤维素的蔬菜、水果、海带、香蕉，每天喝足够的水，每晚临睡前取两勺蜂蜜冲开水喝。养成定时排便的习惯，一般不要借助药物或灌肠的方法治疗便秘，否则，易导致流产和早产。孕妇适当运动，避免便秘。

②头痛：在早孕反应期间，大多数孕妇都会出现头痛，这是妊娠期的一种适应性变化，不要随便服镇痛药物。

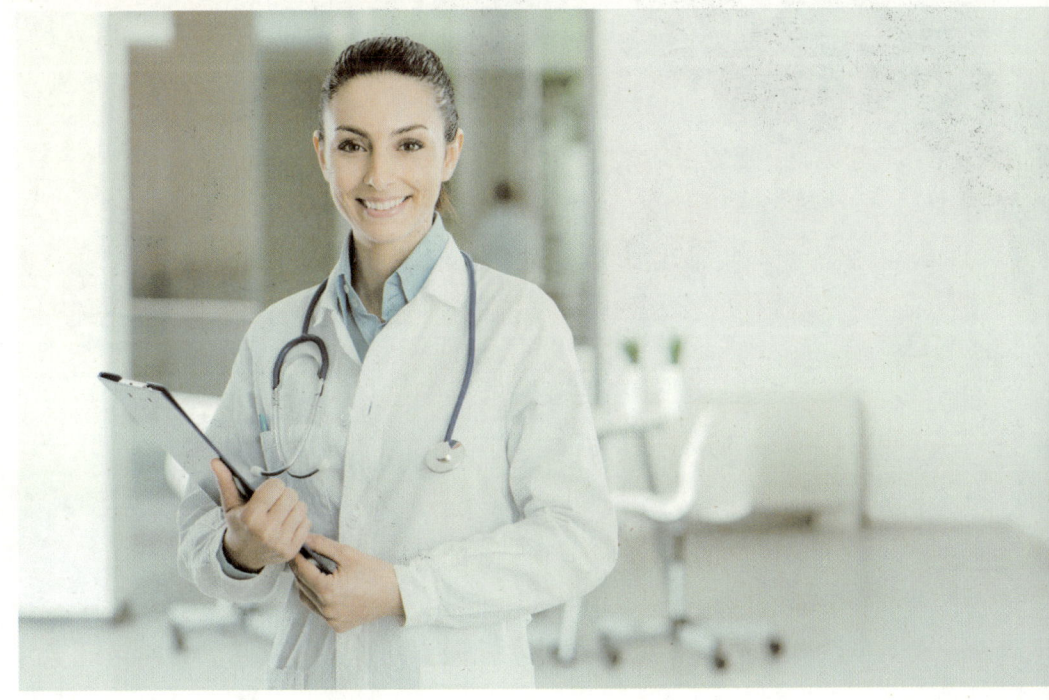

③低热：孕妇基础体温升高至37～37.5℃，一直持续至妊娠16周末。在此期间，孕妇常常有低热的感觉，16周后会自然消失。

④疲倦：怀孕早期孕妇易感到疲倦，这是低热和食欲不振引起的，不必过于紧张，早孕反应消失后会自然好转。

⑤易感冒：早孕期间，由于孕妇食欲下降和运动减少，抵抗力相应减弱，易发生感冒。因此，孕妇应注意保暖，充分休息，多吃有营养的食物。一定要记住，不要随便乱吃感冒药，否则，易导致胎儿畸形。

⑥尿频：怀孕后子宫逐渐增大，压迫膀胱，易出现尿频。为了不影响夜间休息，晚上少喝水，可减少夜间排尿次数。当子宫逐渐增大、超出盆腔时，尿频症状会有所改善。

孕妇以上症状不是病，请不要紧张。

（2）产前检查时间：从怀孕确诊开始，在孕12周内建立围产期保健卡，并做全面体检。于妊娠第20周进行产科全面检查；一般妊娠28周以前，

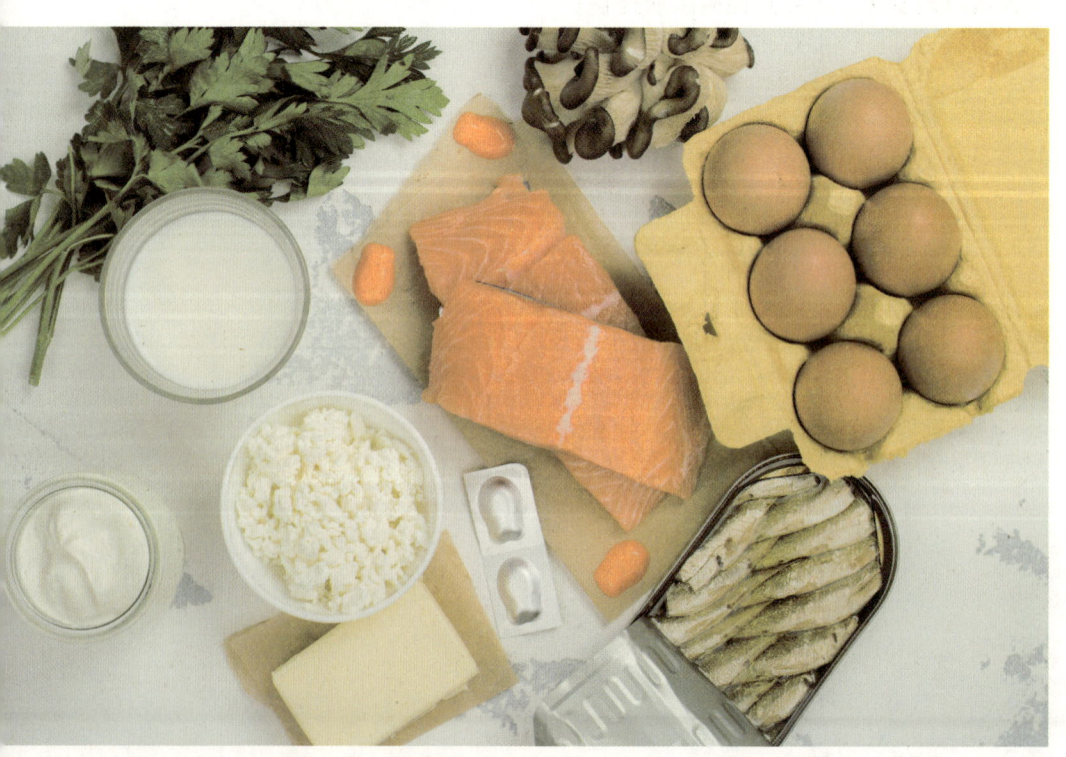

每4周检查一次;孕28周以后,每2周检查一次;孕36周后,每周检查一次。若发现异常,应增加产科检查次数。

(3) 饮食与营养:

①饮食多样化:由于胎儿生长发育的需要,孕妇的膳食品种要多样化,以易消化吸收、清淡食物为宜,避免刺激性食物。不吃未煮熟的肉食。每天吃2~3个鸡蛋,适量吃鸡、鱼等,以补充蛋白质。多吃米、面、豆类、新鲜蔬菜和水果,补充钙、铁等。一般不限盐,但孕后期不宜吃过咸的食物,以免加重水肿。孕妇应多晒太阳,促进钙的吸收。

孕妇应多吃沙丁鱼、鲐鱼、青鱼等海鱼,因海鱼含有二十二碳六烯酸（DHA）成分,能促进胎儿大脑的发育。鱼肉还含有较多磷质、氨基酸等,对胎儿中枢神经系统的发育很有好处。

核桃又名胡桃,不饱和脂肪酸含量高,有降低血液中胆固醇含量的作用;

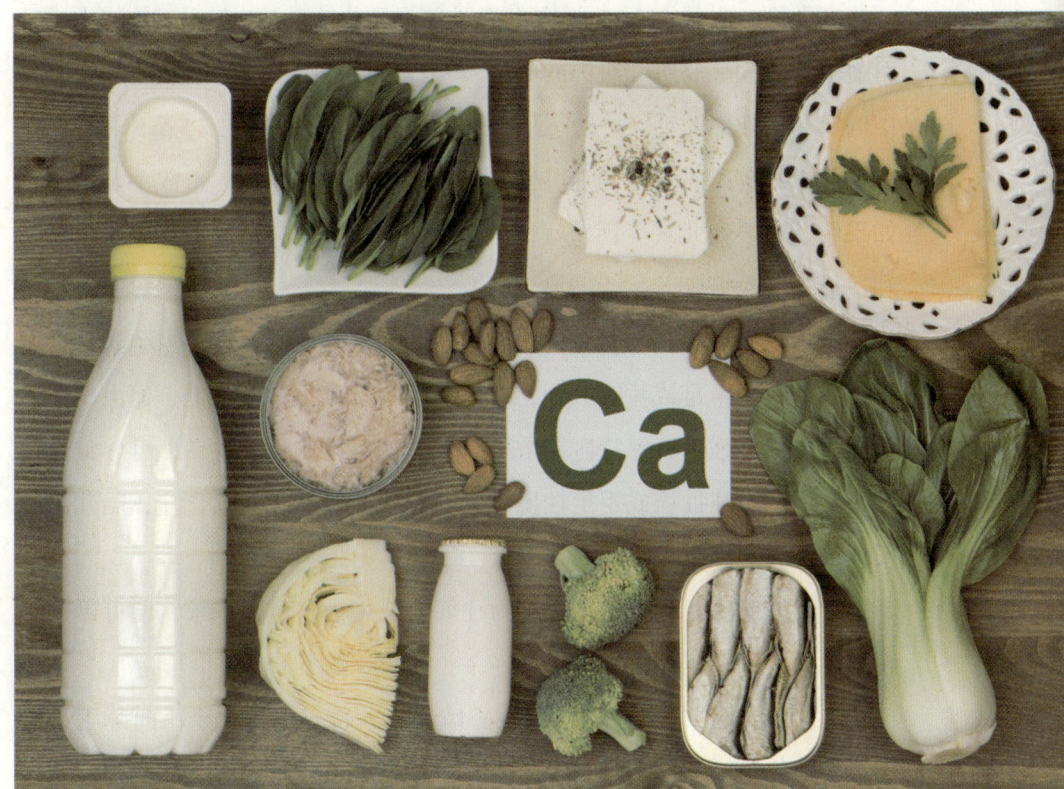

磷脂可提高脑神经功能,增强机体抵抗力,并可促进造血和伤口愈合。

酸牛奶含有丰富的乳酸菌,在人肠道里能合成人体必需的多种维生素,因此,酸牛奶更含丰富的营养,对孕妇、产妇更为适宜。

②补铁:人体内 2/3 的铁存在于血红蛋白中,另 1/3 贮存于肝、脾、骨髓及小肠上皮细胞内。妇女在妊娠期血容量平均增加 1 500 毫升,红细胞中度增生,而血浆相对增加更多,会出现血液稀释即贫血现象。孕妇生理性贫血会出现头疼、头晕、耳鸣、目眩、疲倦、乏力、记忆力减退等症状,影响胎儿的生长发育。孕妇应从孕早期起注意多食含铁丰富的食物,预防缺铁性贫血。谷类有糙米、小米、玉米、燕麦,豆类有绿豆、紫芸豆、黑芝麻,蔬菜有菠菜、芹菜叶、土豆等,动物的肝脏(尤其猪肝、鸭肝)含铁较多,菌藻类有紫菜、海带、发菜、口蘑、黑木耳,海产品有海蜇皮、海蜇头、虾米、虾皮等。

③补钙:人体 99% 的钙存在于骨骼和牙齿中,1% 存在于体液内。钙对血液的凝固、心脏和肌肉的收缩及神经细胞的调节,都有重要作用。骨中的钙和血液中的钙保持动态平衡。正常血钙为 2.25 ~ 2.75 毫摩尔 / 升,如低于 1.25 毫摩尔 / 升,则可使神经肌肉的兴奋性增高,造成手足抽搐。如果胎儿和婴幼儿缺少钙,就容易患佝偻病,因此,要同时补充维生素 D 和适量钙质。

由于孕妇自身和胎儿对钙的需要量增加,宜及时补充。当孕妇膳食中钙摄入量轻度不足或暂时减少,母体血液中含钙水平会降低,但由于甲状旁腺素分泌增强,可保持血钙浓度正常。如果孕妇长期缺钙,可导致母体血钙降低,小腿抽筋或手足抽搐,甚至骨质疏松、骨质软化症;胎儿患先天性佝偻病。

孕妇抽筋时,只要将足趾用力往回扳或用力将足跟下蹬,便可迅速缓解。

(4)活动与休息:孕妇保持心情舒畅,每日保证 8 个小时睡眠,中午再增加休息 1 ~ 2 小时,卧床时多取左侧卧位。室内空气流通,不宜过

第三章 孕产妇保健与护理

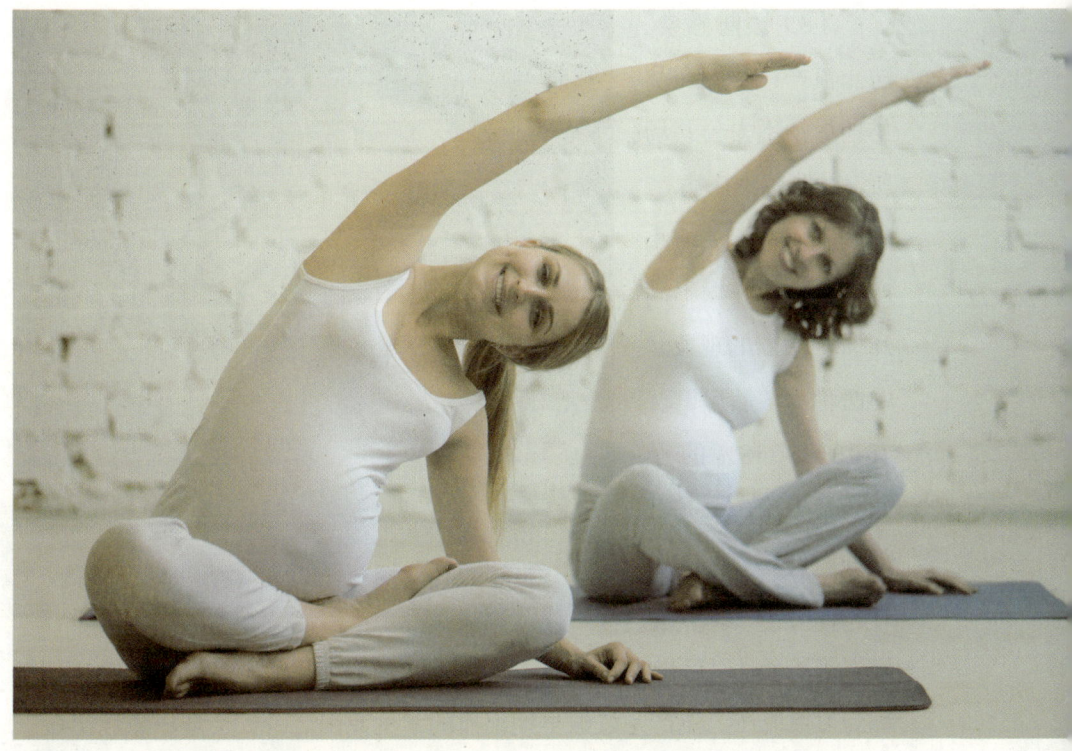

热或过冷。孕期可以参加日常工作和劳动,避免接触射线或化学物品。孕妇28周后避免重体力劳动和上夜班。

(5)**清洁卫生**:孕妇妊娠期汗腺、皮脂腺分泌旺盛,要勤洗澡、勤换衣服,以淋浴为宜,避免盆浴。

(6)**用药指导**:孕妇慎用药物,因为有些药物成分可以通过胎盘毒害胎儿。孕早期慎用抗早孕反应药物、保胎药、抗感染药、肾上腺皮质激素类药、抗癫痫药、抗代谢药、抗癌药、抗糖尿病药等,这些药物都有致畸作用。如孕妇因某种疾病必须用药,要在妇产科医师指导下应用。

孕妇忌用抗癌药物,如氨甲蝶呤、6-巯基嘌呤、氟尿嘧啶、阿糖胞苷、白消安、环磷酰胺等。孕妇忌用激素类药物,如可的松、强的松、睾酮、雌激素、己烯雌酚等。此外,孕妇忌用抗癫痫药、抗甲状腺药、降血糖药、维生素类药、镇静安定药、口服避孕药等。

(7)**吸烟和饮酒**:孕妇应忌烟酒,远离吸烟人群。

（8）预防感染，防止流产：孕妇在孕早期尽量不去公共场所，预防感染疾病。

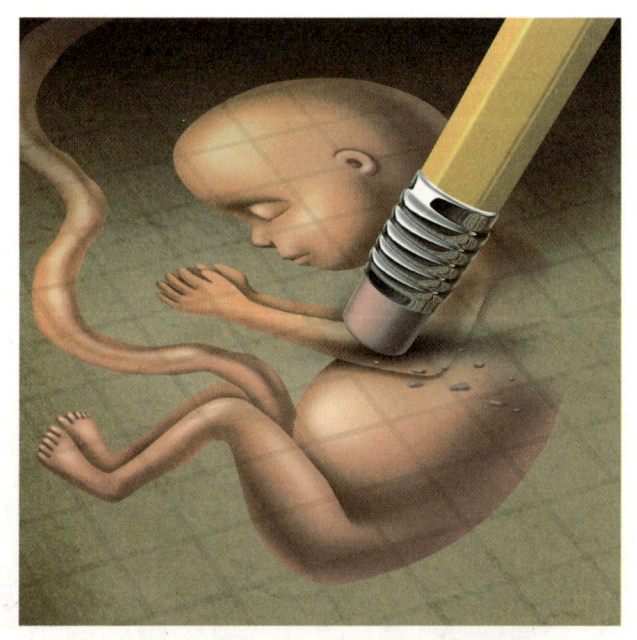

流产俗称"小产"，是指妊娠不满28周而中断的现象，中医称为"胎漏"。有10%～18%的孕妇会发生流产，尤其是妊娠的第2～3个月，称为早期流产；妊娠第4个月以后出现的流产，称为晚期流产；连续流产3次或3次以上，称为习惯流产。流产是妊娠早期出血的常见原因之一，会造成急性出血，严重感染时可危及生命。

流产的原因主要有母体因素和胚胎异常。孕妇内分泌失调是一个重要原因，如性激素分泌失调（黄体功能不全、甲状腺素缺乏），不能准备一个良好的内膜为孕卵着床，而影响胚胎在子宫内的正常发育，引起早期流产。子宫颈口松弛或重度裂伤，不能承受孕卵的增长，可引起晚期流产。还有甲状腺功能低下、糖尿病也可引起流产。胚胎异常也是流产的一个重要原因。资料表明，妊娠12周前发生流产主要是由于染色体异常。

据统计，50%～70%的早期自然流产，主要是胚胎的先天异常因素引起的，即精子、卵子或受精卵本身的某些缺陷使孕卵发育异常所致。这种流产的病态胚胎很难成活，即使少数能发育为成熟胎儿和正常分娩，也有可能是畸形儿、低能儿或有其他遗传病患儿。因此，流产尽管对孕妇的身体有损害，但并不是一件坏事，而是一种"物竞天择，适者生存"的自然优生法。因此，若出现流产先兆不宜盲目保胎，要到医院去做全面的检查，找出流产的原因。发育不良的胚胎，在孕期28周内大多数通过自然流产而淘汰，发育正常的胚胎不容易流产。但对于创伤性流产，保胎是有效的，这种流产在临床上只占很小的比例。

西医保胎药物大多使用黄体酮，然而黄体酮只对孕激素不足的孕妇才有效果，对其他流产则作用不大或无济于事。值得注意的是，在孕期大量使用黄体酮可引起胎儿性器官发育异常。因此，一旦发生先兆流产，首先应查明原因，对原因不明的自然流产不宜盲目保胎。

①先兆流产：仅有少量阴道流血，伴有下腹坠痛和腰部酸痛。如果做阴道检查，子宫大小与妊娠月份相符，宫口未开，妊娠试验阳性。70%的先兆流产可由静养获得缓解。所以，一旦自己有流产迹象时，就应卧床休息，心情放轻松，不可焦躁不安。休息到隔日，再找妇产科医师检查。②难免流产：系先兆流产的进一步发展，阴道流血较多（超过月经量），小腹阵痛加剧，如胎膜已破，有羊水流出。做阴道检查，可见宫口大开或胎囊膨出于宫口处。③不完全流产：系难免流产后胎儿已排出，但胎盘遗留于宫腔内，影响子宫收缩。阴道流血增多，甚至可大出血而休克。妇科检查时，子宫比妊娠月份小，宫口松弛，有时胚胎组织堵塞于宫口处。④完全流产：胎儿、胎盘全部排出，流血停止，腹痛消失。⑤过期流产：系指胚胎死于宫内达两个月以上，尚未自然排出。孕妇多有先兆流产经过，此后子宫不再继续增大，反而缩小，早孕反应消失。有时有反复性阴道流血，量时多时少，妊娠试验阴性。⑥习惯性流产：自然流产连续发生3次以上者称为习惯性流产，中医称为"滑胎"。⑦感染性流产：流血时间过长，胚胎组织残留于宫内，手术时无菌操作不严格等，都可以引起子宫感染。除有一般流产症状外，尚有体温升高、脉搏增快、下腹疼痛和阴道分泌物有臭味。妇科检查时，子宫及附件伴有明显压痛，如不及时处理，严重者可并发腹膜炎、败血症或感染性休克，甚至危及生命。

预防措施：①适龄晚婚。因为年龄过小，身体尚未发育完全，流产发生的概率会增高，所以适龄结婚是必要的。已经发生过流产者，避免在短

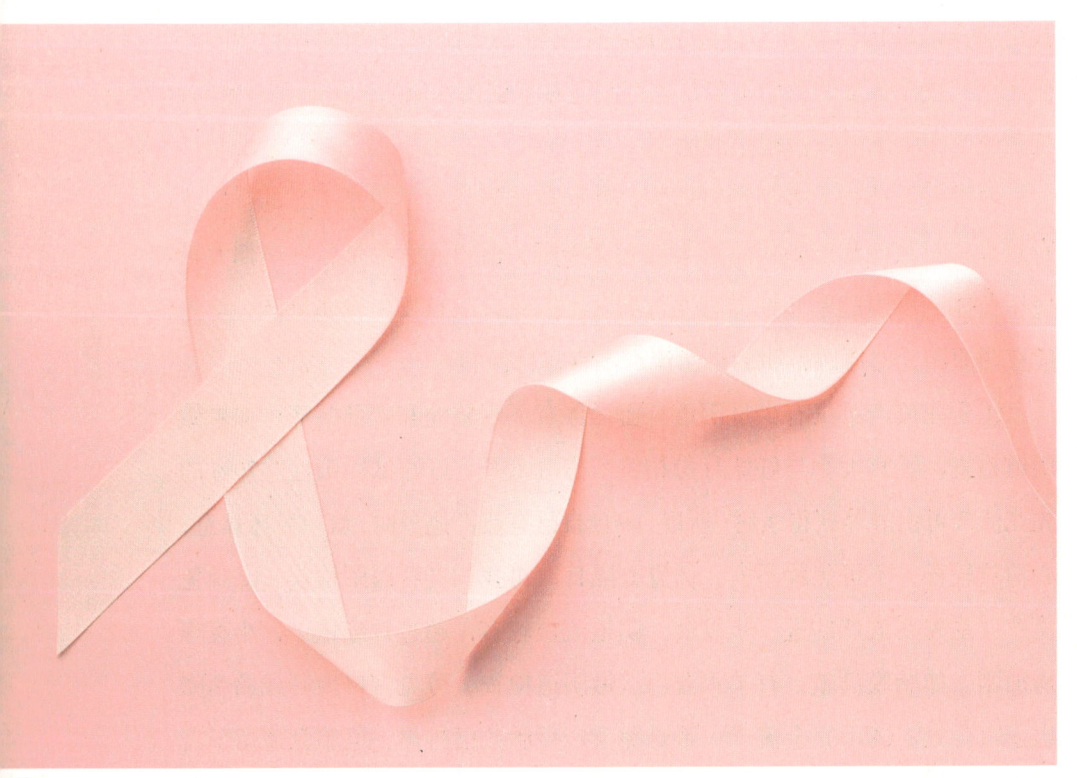

期内再次怀孕。②妊娠期要多吃蛋白质丰富的食物，新鲜的蔬菜、水果，精神要愉快。③妊娠早期进行体格检查，以便纠正慢性疾病。有先兆流产症状者应及时治疗，并防止感染性疾病（如肺炎等）。在此阶段要绝对禁止性交，并避免与化学物质接触。④妊娠期不宜进行剧烈运动和重体力劳动。一旦发现小腹胀痛、阴道少量流血，应去医院检查，以便及时保胎。

（9）**衣着**：孕妇衣服宜宽松、柔软、舒适、保暖，以免影响胎儿活动，造成胎位异常和影响下肢血液循环。

（10）**乳房护理**：孕24周后每天用温开水清洗乳头并涂油脂，防止哺乳时乳头皲裂。乳头凹陷者，经常用手向外牵拉以纠正，以免新生儿吸吮困难。

（11）**性生活**：怀孕以后，夫妻双方必须节制性生活，因为孕期性生活是导致流产、早产、胎膜早破和产褥感染的重要原因。①禁止性生活期：

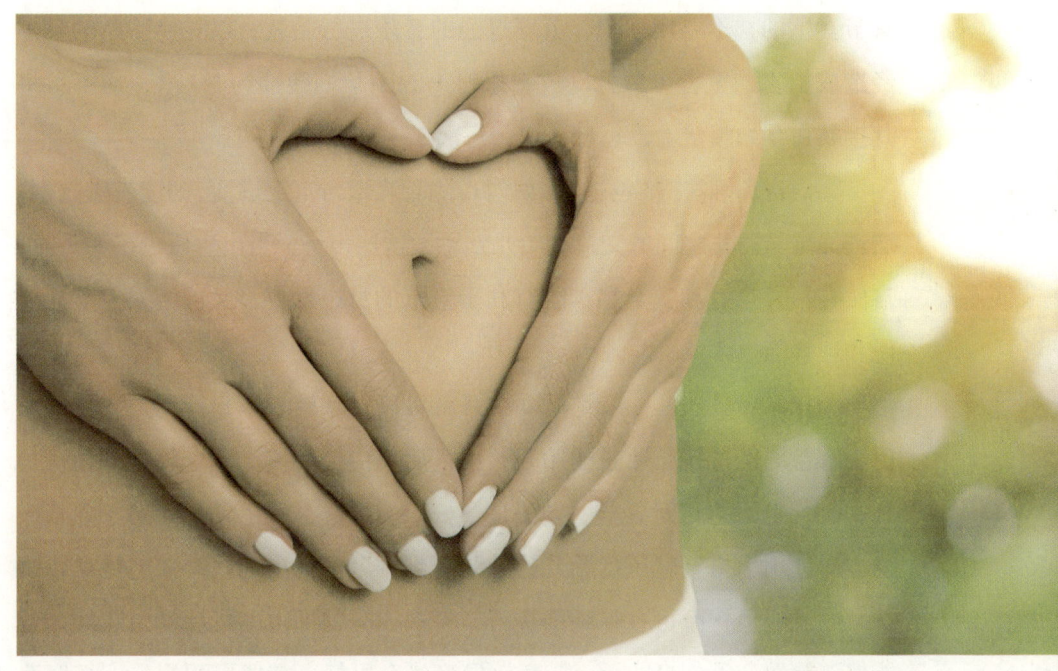

妊娠头3个月禁止性生活。②减少性生活期：妊娠4～9个月孕妇比较安定，可每周性交一次。③绝对禁止性生活：妊娠晚期特别是临产的1个月，即妊娠9个月，绝对禁止性生活。

对于有习惯流产和早产病史的妇女，或高龄初产妇，或结婚多年才怀孕的妇女，为安全起见，整个妊娠期都应禁止性生活。

（12）自我监测胎动： 胎儿蜷缩在子宫内，经常会"伸手蹬腿"，这就是所谓的胎动。正常的胎动为每小时4～5次以上。测胎动时，孕妇取侧卧位或半坐位，两手轻放腹壁上，每日测3次（早、中、晚各一次），每次1小时。如3小时胎动次数相加乘4（等于12小时的胎动次数）不足20次，或比以前减少一半，或胎动频繁，结合胎心变化，表示胎儿有危险，应赶快就医。

（13）胎教： 胎教即给胎儿一个良好的刺激，促进胎儿脑发育，为儿童期智力发展打下良好基础。

①音乐胎教法：孕24周后胎儿就有听觉，轻松愉快的音乐可使孕妇心情舒畅，也可促进胎儿发育。胎教的音乐应是旋律轻松、明快、活泼、

有节奏感的，不要用频率、节奏过强的音乐进行胎教，以免使胎儿的听神经造成损害，重者可致聋。放音乐时声源距孕妇腹部约 1.5 米，切不可将其接贴在孕妇腹壁上，每日 2 次，每次 3～5 分钟。

②语言训练法：准爸爸、准妈妈可隔着腹壁对宝宝讲话、朗读或讲故事，增进父母与胎儿之间的交流。胎儿熟悉了这些声音，当出生后再接触到时，自然有一种亲近和安全感，既有利于宝宝的身心发育，又可增强宝宝的听说和理解能力。

③抚摸胎教法：一般怀孕 4 个月就可以抚摸胎教了，特别是怀孕后期更为有益。经过抚摸胎教的胎儿，出生后反应更敏捷，学会翻身、爬行、站立、行走等的时间更早。方法是孕妇取仰卧位，双手置于腹部，顺着一个方向，用手指轻轻压抚胎儿，胎儿受到刺激后会出现胎动，这是对妈妈抚摸的反应。抚摸可在临睡前进行，每次 5 分钟即可，可反复做几次。若能伴随胎教音乐一起进行，抚摸效果当然会更好。需要提醒的是，抚摸胎教并不适合于所有孕妇，有早产征象或有早产史者不要采用，以免刺激子宫引起早产。

④踢肚游戏：实践证明，经本法训练后出生的婴儿反应敏捷、活泼开朗、身体发育较快。当胎儿踢妈妈腹部时，妈妈即轻轻拍打该部位作为回应，再踢再拍，如此反复。过一段时间可改变方法，妈妈主动拍打腹部引起宝宝的回应。游戏每日可做 2 次，每次 3～5 分钟。

⑤光照胎教：胎儿的视觉发育较晚，孕 8 个月后胎儿可对光照刺激产生应答反应。光照可促进胎儿视觉发育，并通过刺激胎儿视觉，进一步促进胎儿大脑发育。每次进行音乐、抚摸、对话等胎教后，在胎儿醒着时，用手电筒微光一闪一灭地照射胎儿头部，每次持续 5 分钟左右。

（14）产妇与新生儿用物准备：婴儿衣服应选用柔软、吸水性强、透气性好、便于洗涤的纯棉制品；衣服应宽大，衣缝应在外面，不宜用纽扣；尿布要柔软、洁净，数量足够更换。产妇准备卫生巾、卫生纸、合适的衣服、乳罩、小毛巾，以及吸奶器等。

3. 早期妊娠护理

精子和卵子结合成受精卵，分裂发育成胚泡，于受精后第 5～6 天埋入子宫内膜，至受精后 11～12 天完成。受精卵种植在母亲子宫内膜的第 1 个月，正是卵裂期、胚层期和肢节期，生长速度快得惊人。到第 1 个月末，胚胎的体积能增长近 1 万倍，已经有 1 厘米长。这时母亲的血液已在小生命的血管中缓缓流动，心脏已经形成并开始工作。

（1）**警惕阴道流血：** 在黄体酮的作用下，排卵受到抑制，月经周期停止，因此，怀孕后不应有阴道流血。孕期阴道流血的主要原因是先兆流产、宫颈糜烂、宫外孕或葡萄胎。宫颈糜烂引起的出血和先兆流产的出血，在出血量、时间、颜色上很难鉴别，所以要到医院检查。

（2）**正确对待妊娠反应：** 由于妊娠产生的反应，孕妇容易出现情绪不快、精神疲倦、烦躁不安，要注意保持精神愉快与营养饮食。

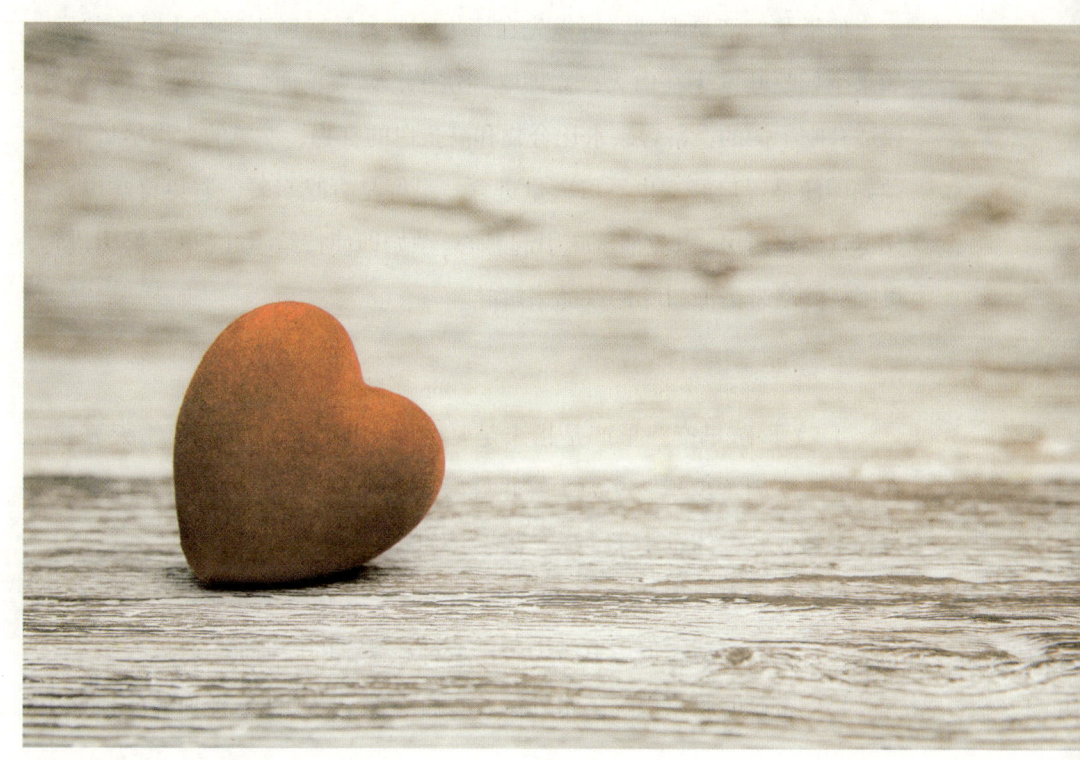

女人一旦妊娠，常常存在一种喜悦、担忧交替的心理波动。妇女怀孕，肯定存在着不可掩饰的喜悦之情；对婴儿性别、畸形、难产、经济负担等的顾虑，也会产生一种担忧的心理。家人要多安慰和开导孕妇。

许多专家认为，怀孕最初3个月虽然营养素的需要量并不太多，但质量很重要，要求营养素充足和全面。如蔬菜、水果、豆制品、蛋类、瘦肉、鸡、鸭、鱼等的摄入，适当增加含钙含铁丰富的食品，忌食辛辣食品，注意盐的合理摄入。

正确认识妊娠剧吐。怀孕初期，大部分的孕妇都会有明显的早孕反应，反应程度因人而异。一般的早孕反应是不会对孕妇和胎儿有影响的，但妊娠剧吐则不然。如果呕吐较严重，不能进食，就要及时就医。孕妇不宜擅自服用药物止吐。当尿液检查酮体为阳性时，须住院治疗，静脉输液补充营养，纠正酸碱失衡和水电解质紊乱。妊娠剧吐现象可迅速缓解，呕吐停止，尿量增加，尿酮体由阳性转为阴性。

如果孕妇清早呕吐，可以先在床上吃些食品，躺上半个小时再起床。如果孕妇呕吐发生在白天，立即吃些饼干、馒头、面包或苹果等。孕妇比较适合吃干燥的、富含碳水化合物和高蛋白的食物，油腻的食物尽量不吃。孕妇即使是胃口好，也不可大量进食，最好是少吃多餐，避免胃空虚。孕妇尽量少进厨房，以免油烟味引起恶心。孕妇即使持续呕吐，也要努力进食，可喝一些略带清凉口味的饮品来解吐。

4. 晚期妊娠注意事项

（1）预防早产： 早产是指未足月分娩，即从末次月经第1天算起，在28～37周（少于259天）终止妊娠者，称为早产。早产婴儿的器官发育均不够成熟，体重小于2.5千克者，称为低体重儿。

早产占所有分娩的5%～15%，15%早产儿在新生儿期死亡，另有8%的早产儿虽能存活，但患有智力障碍或神经系统的后遗症。

早产常有胎膜早破、羊水外流、腹痛阵阵、阴道少量流血等主要征象。

痛觉敏感的孕妇在妊娠晚期，往往将子宫正常的收缩误认为临产宫缩，约有 1/3 的所谓先兆早产病例并非是真正临产，而是假临产，区别二者有时非常困难。如果每 5 ~ 10 分钟就发生一次宫缩，每次持续 30 秒以上，同时伴有阴道血性分泌物排出，子宫颈口有进行性扩张，且宫口已开至 2 厘米者，应属于临产。如果子宫有规律性收缩，子宫颈口扩张至 4 厘米以上，或胎膜已破裂者，则早产不可避免。

早产的原因很多，大多是孕妇患有妊娠中毒症、心脏病、肾脏病、胎盘疾患，以及双胞胎。孕妇有腹痛和阴道流血（即早产先兆），应卧床安静休息，必要时入院观察治疗。

随着医学技术的发展和医疗设备的完善，护理早产儿使之成活，继续生长发育已不是特别困难的事。早产的孩子只要喂养合理，配合早期智力开发，对今后智力的发展不会有不良作用。

有许多孕妇是在怀孕后期，因不慎被挤、被撞或是跌倒引起早产的。有些孕妇是在临产前三周，因过度劳累或抬拿重物而早产。因此，孕妇在怀孕后期要注意休息，外出时一定要注意安全。

（2）妊娠晚期的危险信号： ①腹部疼痛：下腹部有规律的阵痛，可能是早产的重要信号。一旦孕妇出现腰痛、腹部坠胀、下腹部阵痛，要及时就诊，防止早产。妊娠晚期，突然下腹部剧烈疼痛、面色苍白、大汗淋漓时，应高度怀疑胎盘早剥，病情严重者还会出现休克和大出血。一旦发生胎盘早剥，宫内胎儿将会失去氧气的供给而死亡，还会导致母亲弥漫性血管内凝血，危及生命。因此，一旦出现下腹剧烈疼痛，应立即到医院进行紧急处理，一刻也不能耽误。子宫破裂也可引起剧烈腹痛，尤其是临产后长时间胎儿未娩出。②阴道流血：无痛性阴道流血可能是前置胎盘，就是胎盘覆盖在子宫下段或宫颈内口处。前置胎盘常可引起孕妇阴道大出血，危及母亲和胎儿生命。③胎盘早剥：胎盘边缘剥离往往以阴道出血为主，但腹痛症状往往较轻。胎盘剥离后将直接影响胎儿的供氧，随时危及胎儿生命。④抽搐：抽搐常由重度妊娠高血压综合征引起，发作前常表现头昏、眼花、胸闷、视物模糊等。发作时孕妇意识丧失,全身抽搐,严重时昏迷。⑤胎膜早破:如果在临产前宫口未扩张就有羊水流出,高度怀疑胎膜早破。胎膜早破是早产或难产的危险信号,还可引起羊膜炎、宫内感染、脐带脱垂,甚至危及胎儿生命。孕妇在破水后,要立即平卧送往医院。

5. 多胞胎孕妇注意事项

尽早发现多胎妊娠,在孕20周子宫底高度超过正常范围,及时去医院检查。

①多胞胎孕妇要摄入足够的蛋白质、维生素并加服铁剂、叶酸,以保证母婴的健康。②多胞胎孕妇在妊娠晚期容易发生急性羊水过多、胎膜早破、早产、胎儿过小等,死亡率也较高,应在医生指导下加强预防。③多胞胎孕妇容易合并高血压综合征、仰卧位低血压综合征及胎儿宫内生长迟缓等,应请医生经常检查。④由于子宫过度伸展,胎盘过大,易形成胎盘

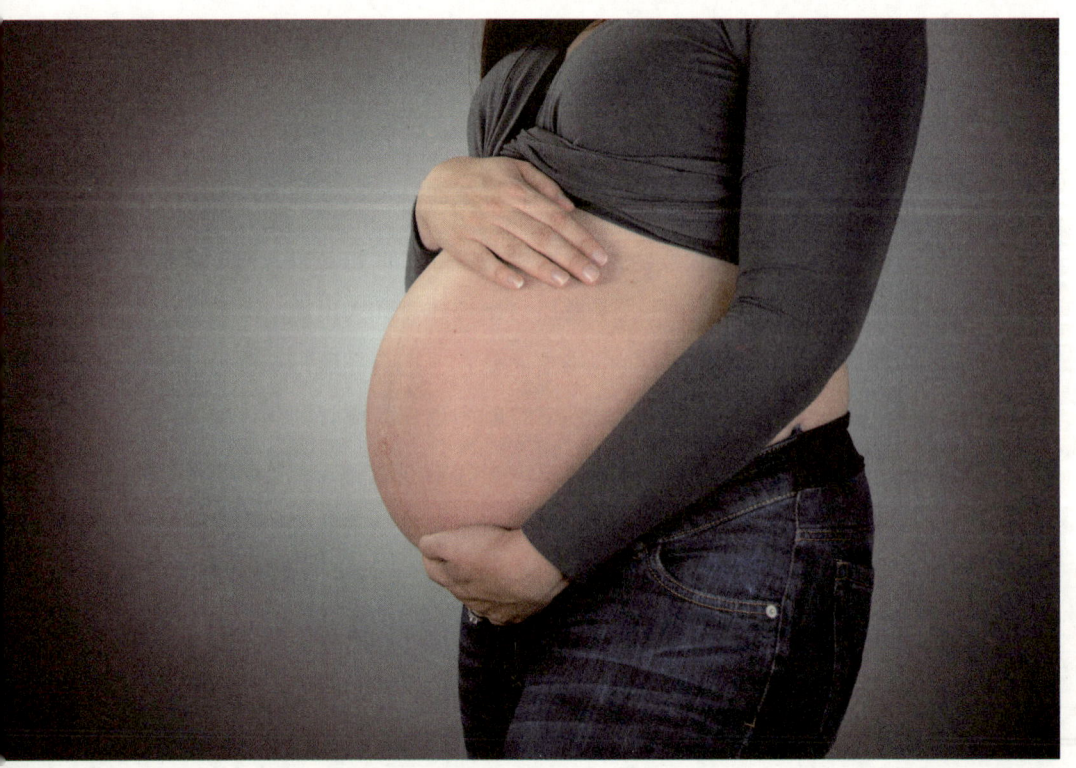

前置或低置，发生产前出血，也可因产后子宫收缩不良引起产后大出血。⑤如果一胎是臀位，二胎是头位，羊膜破后、分娩时可发生两胎头交锁，导致难产。医生发现后，可在分娩时采取措施。⑥预防早产。由于多个胎儿在子宫内同时生长，常导致子宫过度膨胀。如果并发羊水过多，子宫的肌张力就更大，往往不到足月就提前分娩。妊娠28～37周，尤其是34周后，孕妇采取左侧卧，不宜取坐位、半坐位及平卧位。发现流产征兆，及时送医院治疗。

三、妇女分娩期护理

分娩是指妊娠28周末及以后，胎儿及其附属物由母体排出的过程。妊娠28周末至37周末以前分娩者，称早产；妊娠37周末至42周末以前分娩者，称足月产；妊娠42周末及以后分娩者，称过期产。

1. 决定分娩的因素

决定分娩的因素是产力、产道、胎儿。若三者正常又相互协调，则分娩顺利，否则，就会造成难产。

（1）产力：产力是指将胎儿自子宫腔内经阴道娩出的力量，包括子宫收缩力、腹肌和膈肌收缩力，以及肛提肌收缩力。其中，子宫收缩力是分娩的主要力量，贯穿于分娩的全过程；膈肌、腹肌、肛提肌收缩力是辅助力，宫口开全后，协助子宫收缩力完成分娩。

（2）产道：产道是胎儿娩出的通道，包括骨产道和软产道两部分。

（3）胎儿：胎儿顺产，除取决于产力、产道外，还取决于胎位、胎儿大小及有无畸形。如胎儿横位、胎儿过大、脑积水等，都能引起难产。

2. 分娩的临床经过

（1）分娩先兆：

①不规则子宫收缩：临产前1～2周子宫常发生不规则收缩，特点是持续时间短且不恒定，间歇时间长且不规律，宫缩强度不增加，子宫颈口

不扩张，先露不下降，一般镇静剂能抑制。

②见红：是由于宫颈内口附近的胎膜与子宫壁分离，毛细血管破裂，引起少量出血，血液与宫颈黏液相混，排出血性分泌物。一般见红后24～48小时分娩开始，这是一个比较可靠的征象。

（2）临产的主要标志：有规律性并逐渐增强的子宫收缩，伴子宫颈口逐渐扩张和先露下降。

（3）分娩分期：分娩是从规律性子宫收缩开始，至胎儿、胎盘娩出为止，称总产程。一般分为3个阶段：第一产程（宫颈扩张期），是从规律性宫缩开始到子宫颈口开全为止，初产妇需12～16小时，经产妇需6～8小时；第二产程（胎儿娩出期），从子宫颈口开全到胎儿娩出为止，初产妇需1～2小时，经产妇需1小时或数分钟；第三产程（胎盘娩出期），是从胎儿娩出到胎盘娩出为止，需5～15分钟，不超过30分钟。

3. 分娩期的基本护理

（1）心理护理：孕妇有规律宫缩时，应立即住院（特殊情况应提早住院）。产妇对环境陌生，加之子宫收缩引起的身体不适，会有精神紧张和情绪不稳定，往往影响会子宫收缩，使产程延长，甚至难产。因此，产妇事先应多了解分娩的有关知识，消除恐惧心理，以利分娩。

（2）活动与休息：胎头已入盆而宫缩不强者，可在室内走动，以利分娩。凡有胎动异常或有并发症的产妇，如阴道流血、胎膜已破者，应卧床休息，以防发生意外。

（3）饮食护理：分娩过程中，产妇体力消耗较大，可少量多次进食，给予高热量易消化的食物（如巧克力），摄入足够的水分。个别呕吐者需静脉输液。

（4）排尿：临产后每2～4小时小便一次，防止膀胱过胀而影响胎头下降和子宫收缩。

（5）疼痛的护理：产妇运用自我暗示法转移注意力，可间接减轻疼痛、焦虑。第一产程采用深而慢的呼吸方法,在子宫收缩时按摩腰骶部,或双手按压髂前上棘、髂嵴或耻骨联合,二者交替使用,可减轻疼痛。宫缩间歇时休息。

(6) **正确使用腹压**:第二产程中,产妇正确使用腹压,加速产程进展。产妇仰卧,两腿屈曲,足蹬于产床脚蹬上,双手拉住床旁把手。每当宫缩时,先深吸一口气,然后缓慢持久地向下屏气用力。宫缩间歇时,双手和全身肌肉放松,安静休息,以待下一次宫缩。当胎头将要着冠时,产妇用力不要过猛,以免会阴裂伤。在宫缩间歇时稍向下屏气,使胎头缓慢娩出。产妇积极与医护人员配合,以利于顺利分娩。

4.分娩期注意事项

(1) **胎膜早破**:胎膜能使胎儿在宫内活动自如、免受挤压,保持宫内恒温,避免早产等。胎膜由羊膜和绒毛膜组成,前者在内,后者在外。

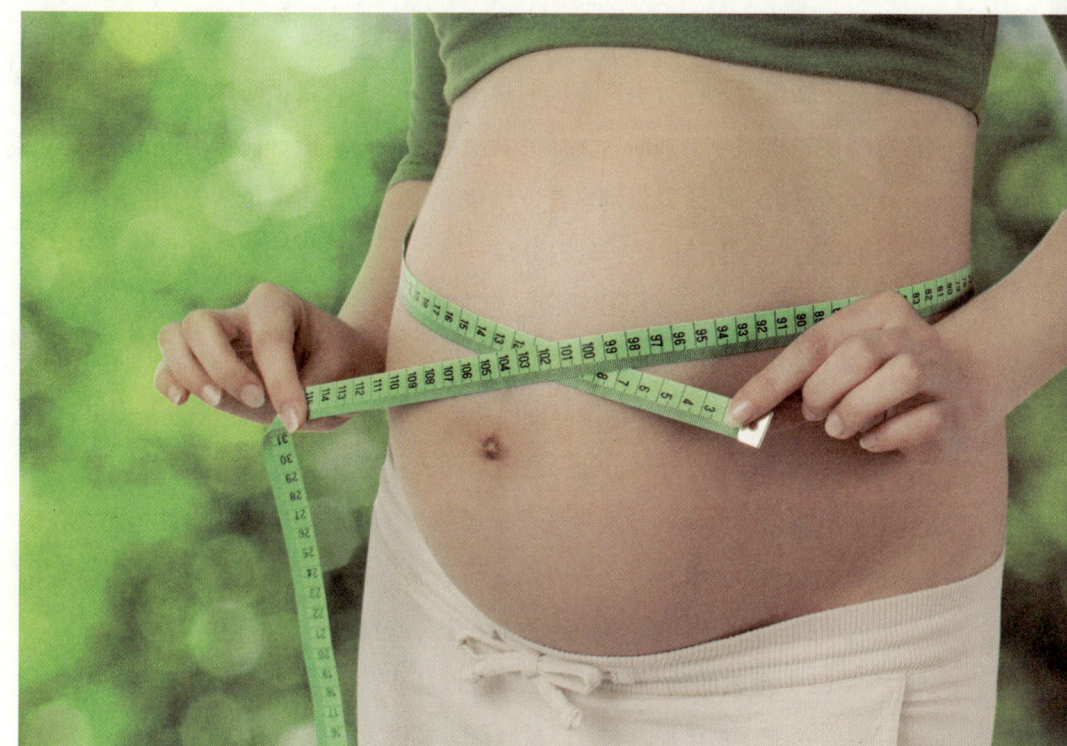

胎膜随妊娠的进展而扩大，一直维持到分娩时子宫颈口开大。胎膜破裂后羊水从阴道流出，产妇常以为是小便湿了内裤。羊水是无色透明的液体，内有白色小块，多为胎脂和胎毛。由于破膜的部位和大小不同，阴道流出的羊水量也不同，高位破膜水量少，低位破膜水量多。有时只是绒毛膜破裂而羊膜仍完好，也会流出少量的羊水。经卧床休息，破裂的绒毛膜可修复。当胎膜破裂难以鉴别时，可将化学试纸放入阴道，碱性的羊水可使橘黄色的试纸变成深绿色；显微镜下可看见羊水内的小脂肪块和胎毛；肛门指诊感觉胎膜由鼓胀而变瘪，胎头也随之下降。及时诊断胎膜破裂很重要，有指导产程处理的意义，可避免感染和脐带脱垂等并发症。

妊娠期间任何时间发生阴道流水，均应引起注意。流水的量少、时间短，可能是妊娠期宫颈的分泌物；阴道有中等量或大量液体外流，则要到医院急诊。此时孕妇保持平卧位，以免脐带脱垂，并保持会阴部清洁。

凡足月妊娠在临产前持续或阵发大量阴道流水，要用试纸法诊断，如试纸变暗绿色，则可确诊为早破水，需要入院处理。如果破水12小时尚未自然临产者，应行引产，同时给予抗感染药，以预防感染。产程中要注意观察先露部分，判断有无胎儿缺氧或感染的可能。如发现脐带脱垂、胎儿宫内窘迫，须紧急做剖宫产，结束分娩。妊娠尚未足月即发生破水时，可加强监护，进行保胎，延迟分娩时间。

注意事项：①搞好孕期保健，定期做产前检查。一般在妊娠5～7个月，每个月检查一次；妊娠7～9个月，每半个月检查一次；妊娠9个月以上，每周检查一次。有特殊情况时随时检查。②适当安排好孕期的生活和工作，加强营养，心情要舒畅。③忌剧烈运动，忌提重物等，不走长路、不跑步。④孕期减少性生活，特别是怀孕早期的3个月和末期的3个月；尤其在怀孕最后1个月应禁止性交，否则，易造成早破水，发生感染。⑤子宫颈松弛的孕妇，遵医嘱进行宫颈环扎术，于分娩前拆除缝线。

（2）孕妇的物质准备：孕妇应该从衣、食、住诸方面考虑。临产前穿着的衣服，尤其是内衣，以易吸汗、宽松、柔软、简洁的全棉制品为宜，多准备几套替换；准备布底软面鞋；准备好卫生纸、卫生巾，有条件的最好高温消毒，或日光暴晒消毒；准备一些方便且高热量的食品。孕产妇的居住环境要温暖、通风，采光条件好，床铺柔软舒适；夏季天气炎热时，要有良好的降温措施；切忌在密不透风的居室休息。特别要保管好围产期的保健卡。

(3) **住院待产征兆**：一般孕妇可以在医生的帮助下推算出预产期，并牢记这个日子。在预产期前后2周出生的孩子都是正常的，所以预产期不是一天的概念，而是半个月到20天。临产前胎头下降，孕妇胃部不适症状消失，食欲增加。同时胎头下降压迫膀胱，小便频数，且有腰骶部酸胀不适感，阴道分泌物增多。有不规则的宫缩（即腹部阵发性疼痛），间隔时间较长，收缩力逐渐增强。待宫缩增加到每10分钟或5分钟一次时，应上医院待产。如果子宫收缩有力，有节律且阵阵加强，子宫口逐渐扩张，产妇可感到下腹部酸胀、疼痛。宫缩时间逐渐增加，间歇时间逐渐缩短，在节律性宫缩开始不久后，可有少量带血的黏液从阴道排出，俗称"见红"。见红是分娩开始或即将开始的征兆，应该到医院待产。如遇下面一些情况，马上急诊住院，以防急产。①破水：在临产前阴道有大量水样液体流出，如小便样，不能控制，则为早破水，易发生脐带脱垂，危及胎儿生命。孕妇立即平卧，送往医院。②大出血：出血量增多，大于以往月经量，为病理现象（胎盘早剥），立即住院。③腹部疼痛：剧烈，间歇时间短，或无间歇，腹部压痛，住院就诊。

四、妇女产褥期护理

产褥期是指从胎盘娩出，至产妇全身各器官（除乳房外）恢复或接近正常未孕状态的时期，一般为6周，以生殖器官和乳房变化最明显。前者为复旧，而后者是进一步发展为泌乳阶段。子宫复旧的主要表现是子宫体肌纤维缩复和子宫内膜再生，产后6周恢复至正常。乳房主要变化为泌乳，开始分泌的乳汁量少，呈淡黄色，称初乳。初乳较一般乳汁含有更多的蛋白质、脂肪，糖较少，易消化，是新生儿理想的天然食物。以后乳房分泌的乳汁呈白色。乳汁分泌量取决于婴儿对乳头的吸吮刺激，但也与乳房发育、产妇营养、健康、情绪等有关。不哺乳的妇女平均在产后10周左右恢复排卵；哺乳期妇女产后4～6个月恢复排卵，较晚恢复月经者，往往在月经恢复前就有排卵，故哺乳期妇女也有受孕可能。

1. 心理护理

产后有的产妇因兴奋、激动而影响休息；有的则因难产、产后出血或新生儿死亡等，出现精神抑郁而影响食欲和乳汁的分泌。家属应关心产妇，注意观察产妇的情绪变化。

2. 饮食护理

产妇既要恢复身体健康，又要哺育婴儿，所以要照顾好产妇饮食。

（1）产妇的营养原则：产妇由于分娩时的创伤、出血、劳累和情绪

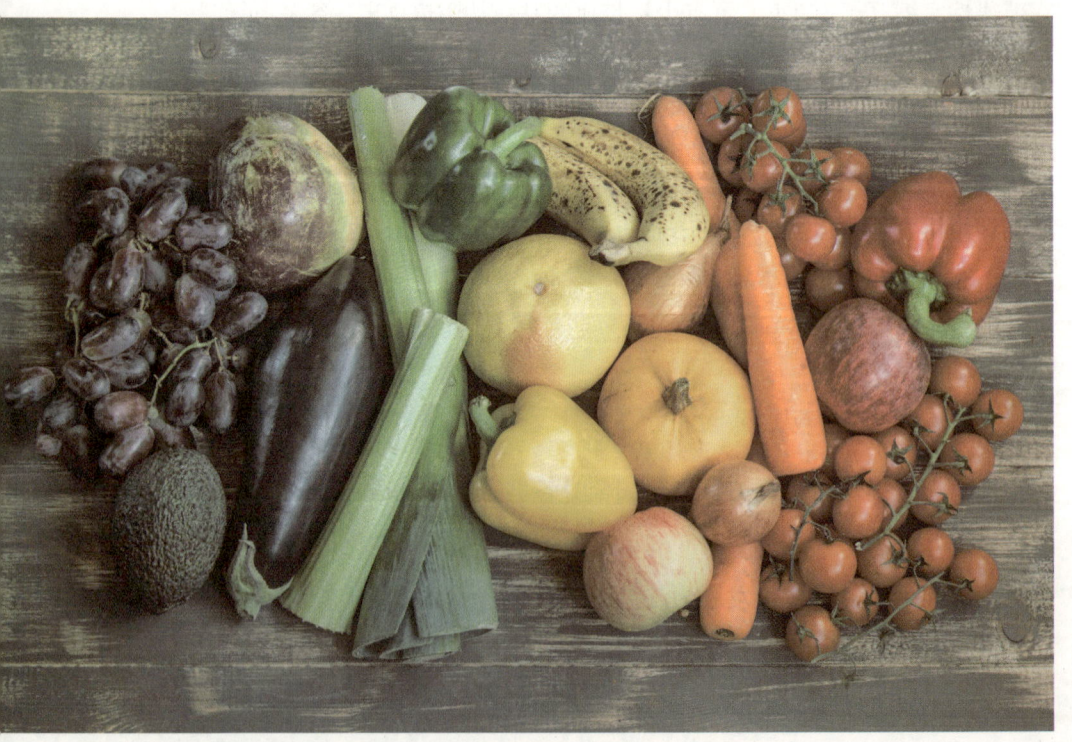

变化，损耗了不少元气，产后气血虚弱、淤血内阻，需注意调养。产妇多吃有利于身体恢复的食物，以养气补血，恢复元气。如子宫未复旧时可多食活血化淤的食品。增加能养血增乳、疏肝通乳的食物。根据产妇乳汁的分泌情况、哺乳的不同阶段、婴儿大便性质，调整产妇饮食。因为婴儿消化能力差，母乳成分发生变化时，婴儿的大便性状也会改变。

产妇营养原则还包括"一清、二温、三补"。

一清：第1~2周清恶露、消水肿，产妇产后体虚，但"虚不受补"，宜清淡饮食。推荐猪肝、红豆（去恶露，消肿）、鸽子肉、黑米（长伤口）等。

二温：第3周温性食谱。

三补：第4周恶露已排尽，宜补气血，可以多吃桂圆、牛尾、羊肉等。

（2）产妇的营养特点： 产妇每日需要极高的热能，基本上与男性重体力劳动者相当。产妇需要摄入羊肉、猪瘦肉、牛肉等，核桃、花生、芝麻、松子等。此外，紫菜、海带等富含不饱和脂肪酸，有利于婴儿脑的发育，也可以多食。

产妇每日泌乳要消耗蛋白质10~15克；6个月内的婴儿对八种必需氨基酸的消耗量很大，为成人的8~12倍；产妇气血虚弱，生殖器官和脏腑功能都需要复原。因此，需要大量蛋白质。小米、豆类、豆制品、猪瘦肉、牛肉、鸡肉、兔肉、鸡蛋、鱼类等含蛋白质丰富，产妇每日膳食可搭配二三种。

产妇每日泌乳会消耗约300毫克钙，多食含钙高的食物，如牛奶、虾皮、水产品等，碳酸钙、乳酸钙、骨粉等钙制剂也可选用。

哺乳期妇女每日喝足够量的水，保证乳汁的分泌。

乳母膳食要保证有充足的B族维生素和维生素C，因为水溶性维生素B、维生素C的转换率才50%，补充过少不能满足需要。

（3）产妇的饮食安排： 产后1小时可让产妇进流质或半流质清淡饮食。产后最初几天产妇的消化能力弱，应以米粥、软面、鸡汤、鱼汤为主。

7天后可食用鱼、肉、鸡、米饭、包子等，一日多餐，根据自己的口味调节，不需忌口。按照传统习惯，产妇除了小米稀饭、鸡蛋、鱼、肉汤外，别的都不允许吃，这是没有道理的，不仅对产妇的健康不利，还会影响乳汁分泌。

现代医学证明，产妇月子里除辣椒、大蒜、韭菜、蒜薹、蒜苗等辛辣之物外，可以吃多样化的食物，如新鲜鱼虾和各种蔬菜、水果。要注意将水果加温后再吃，有利于乳汁分泌和身体健康。总之，产褥期平衡膳食，荤素、粗细粮搭配，动物蛋白与植物蛋白混合着吃，才能使产妇身体恢复得快，保证奶水充足，有利于婴儿生长发育。

有些人认为，水果是生冷的食物，产妇不宜吃。实践证明，产妇适当吃些水果，不仅能增加营养，帮助消化，而且能补充维生素和矿物质，对身体恢复很有帮助。

香蕉含有大量的纤维素和铁质，有通便补血的作用。产妇多爱卧床休息，胃肠蠕动较差，常常发生便秘。再加上产后失血较多，需要补血，而铁质是造血的主要原料之一，所以，产妇多吃香蕉能防止产后便秘和产后贫血。产妇摄入的铁质多了，乳汁中铁质才会丰富，对预防婴儿贫血也有一定的帮助作用。

橘子中维生素C和钙质较多，维生素C能增强血管壁的弹性和韧性，防止出血。产妇子宫内膜有较大的创面，出血较多，多吃些橘子，可防止产后继续出血。

山楂含有丰富的维生素和矿物质，还含有大量的山楂酸、柠檬酸，能够生津止渴、散淤活血，减轻腹痛。产妇生孩子后过度劳累，往往食欲不振、口干舌燥、饭量减少，如果适当吃些山楂，能够增进食欲、帮助消化。

红枣含有大量的维生素C、葡萄糖和蛋白质。中医认为，红枣是最好的补药，具有补脾活胃、益气生津、调整血脉、解百毒的作用，尤其适合脾胃虚弱、气血不足的产妇食用。

桂圆又叫龙眼，营养丰富。中医认为，桂圆味甘、性平、无毒，可补血益脾。产妇适当吃些新鲜的桂圆或干燥的龙眼肉，既能补脾胃之气，又能补心血不足。

哺乳产妇进食水果后，要注意观察婴儿的大便，随时调整水果用量。

（4）产妇的饮食禁忌：

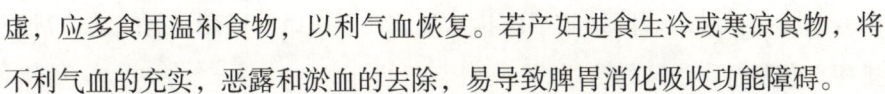

①忌寒凉生冷食物：产妇身体气血亏虚，应多食用温补食物，以利气血恢复。若产妇进食生冷或寒凉食物，将不利气血的充实，恶露和淤血的去除，易导致脾胃消化吸收功能障碍。

②忌辛辣食品：辛辣食品易伤津耗气，加重气血虚弱，导致便秘，再乳哺对婴儿也不利。

③忌刺激性食品：浓茶、咖啡、酒精等会影响产妇的睡眠和肠胃功能，对婴儿也不利。

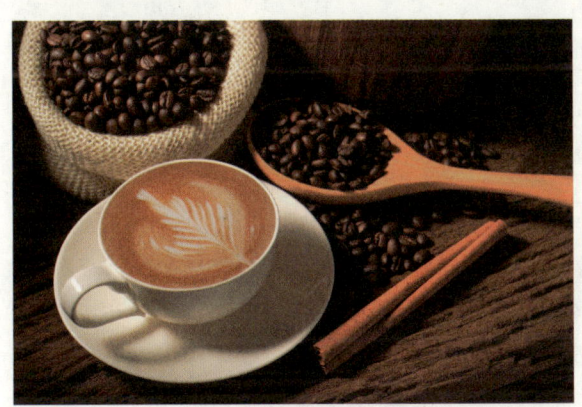

④忌酸涩收敛食品：忌食乌梅、南瓜等，以免阻滞血行，不利恶露的排出。

⑤忌冰冷食品：忌食雪糕、冰激凌、冰冻饮料等。冰冷食品不利于消化系统的恢复，还会影响产妇的牙齿健康。

⑥忌过咸食品：过多的盐分会导致产妇浮肿。

3. 个人卫生护理

（1）口腔护理： 产妇要用温开水刷牙，不可用力过猛，每次2～3

分钟即可。

（2）体肤护理：若产妇为自然分娩且无侧切伤口，一般可于产后1个星期开始洗澡，采用淋浴；若自然分娩有侧切伤口或采用剖宫产，则应待伤口愈合后再沐浴，此前可擦浴。产后洗澡禁用盆浴，以免生殖道逆行感染。洗浴后，产妇穿好衣服，暂不外出。

（3）大、小便护理：产妇产后4小时应排尿。产后6小时未能自解小便者，给予热饮，使用温热便盆，用温水冲洗会阴部，刺激排尿。如没有排尿，由医护人员处理。产妇易发生便秘，应多吃蔬菜、水果。若48小时无大便时，用双手食指、中指、无名指重叠，在腹部依结肠走行方向，由升结肠向横结肠、降结肠至乙状结肠作环形按摩，以刺激肠蠕动，帮助排便。必要时应用药物治疗。

（4）产妇产后洗浴：整个产褥期产妇洗澡一定严禁盆浴，以免感染。

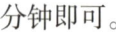

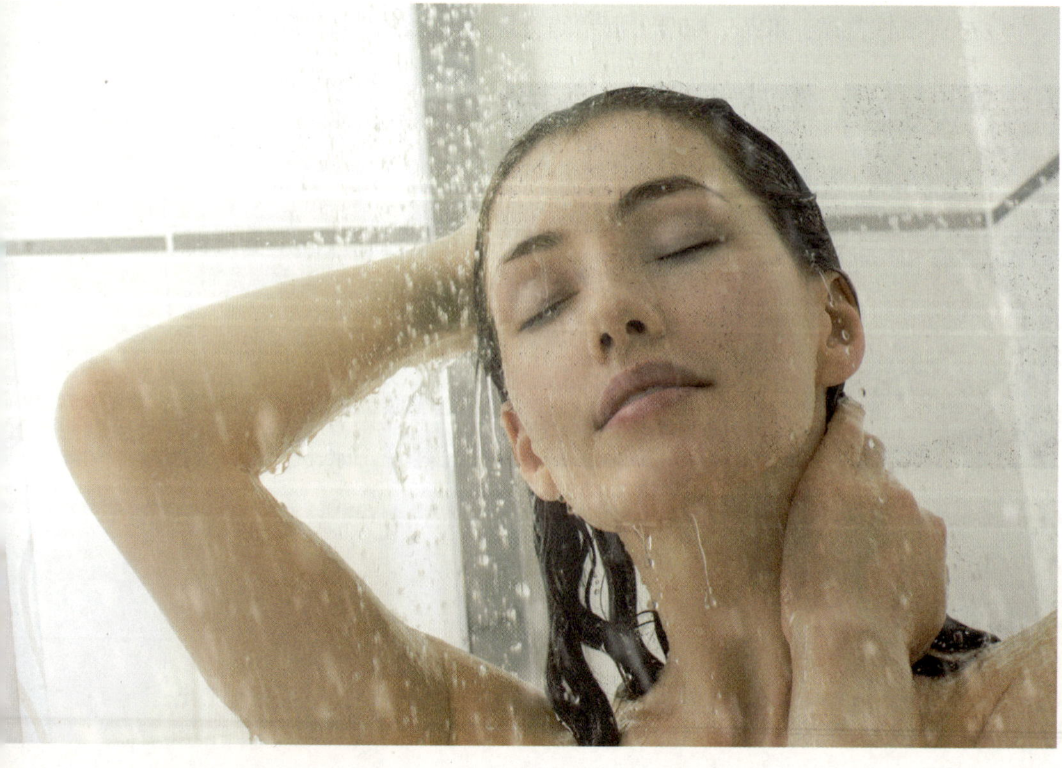

自然分娩的产妇，一般于产后1个星期开始洗澡。剖宫产产妇一般于产后10天洗澡，使用淋浴，淋浴时间不宜太久，水温不宜太热，不宜空腹时洗浴。

侧切和有手术伤口的产妇，一般于产后3天后少量活动；待拆线后伤口不感到疼痛时，开始做产后形体恢复操。

产妇出汗多，用温水擦浴，勤换内衣、内裤及床单，衣着要温暖舒适，冬天预防着凉，夏天预防中暑。

4. 产科护理

叮嘱产妇经常更换恶露垫，侧切产妇睡觉取健侧卧位，以免恶露污染伤口。准备好干净的水盆、温水、清洁毛巾，请产妇清洁侧切伤口，每天2~3次。腹部手术伤口没有红、肿、热、痛，可以不必处理。

产后24小时内护理者帮助产妇按摩子宫，观察阴道出血（恶露）情况。恶露分为3种：血性恶露，色鲜红，持续1周；浆液性恶露，色淡红，似浆液，血量减少，持续1周左右；白色恶露，黏稠，色泽较白，血量更少，持续2~3周。正常恶露有腥味，但不臭，持续4~6周。产褥期保持外阴清洁干燥，每日用消毒液（0.1‰新洁尔灭或1∶5 000高锰酸钾）清洁或擦洗外阴2次，拭干后放消毒会阴垫。会阴侧切缝合者，除常规冲洗外，大便后随时冲洗。

5. 乳房护理

观察乳房有无红、肿、热、痛，乳头有无凹陷、皲裂。护理者协助产妇按摩乳房，一手托住乳房，另一手轻按乳房作旋转式按摩。用一手掌托住乳房，作上下左右抖动，每日一次，每次30下。用拇指、食指及中指捏住乳头进行牵拉，每日一次，每次30下。

（1）乳房胀痛： 产后应尽早哺乳，产后30分钟内做到早接触、早吸吮，促进乳汁畅流；哺乳前热敷乳房，两次哺乳间冷敷乳房；两手从乳房边缘向乳头中心按摩，然后用宽毛巾托起乳房，以减轻胀痛。婴儿吸吮力不足时，可借助吸奶器吸引。

（2）平坦乳头： 哺乳前产妇取舒适坐姿，热敷乳房3~5分钟。同

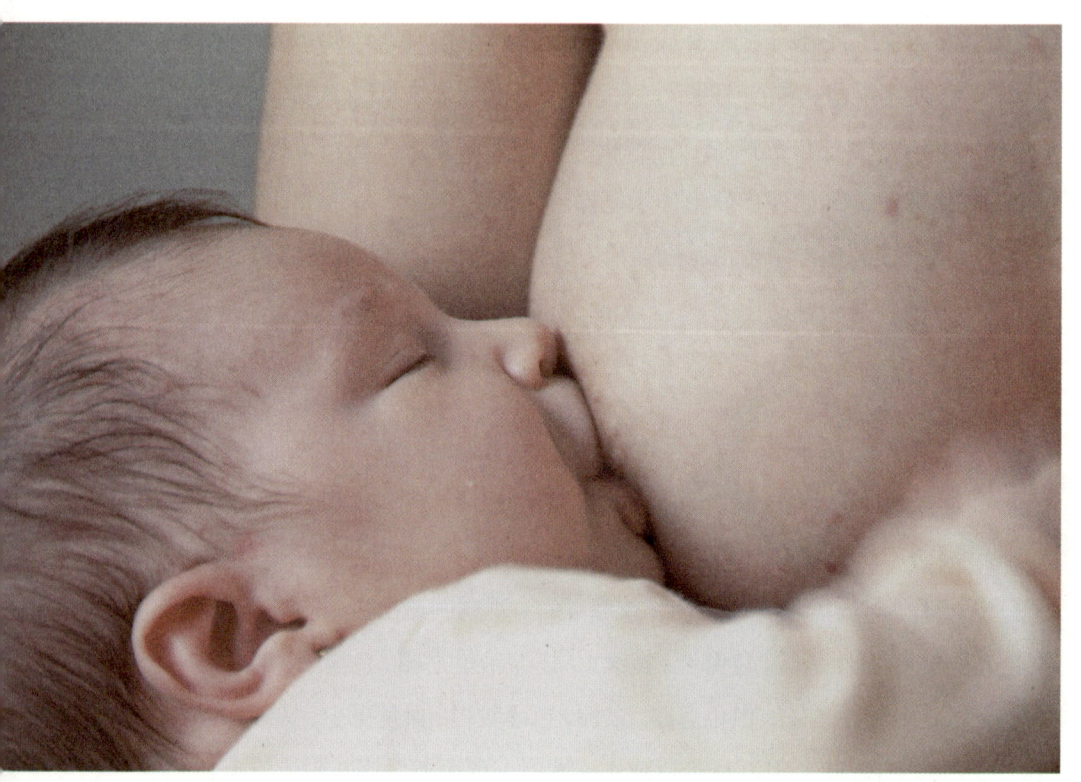

时按摩乳房，挤出一些乳汁，继而捻转乳头。哺乳时，让婴儿先吸吮平坦乳头。怀抱婴儿或侧卧式哺乳。对暂时吸吮失败者，切忌用橡胶乳头代替，产妇每天挤奶用小杯或小匙喂养，同时继续纠正乳头和训练婴儿吸吮乳头的口腔运动。

（3）**乳头皲裂**：主要由于婴儿含吮不正确引起，哺乳前产妇热敷乳房和乳头3～5分钟，使乳晕大部分被婴儿含吮。哺乳时行先健侧，后患侧。哺乳后挤出少量乳汁涂在乳头上，可起到修复表皮的作用。乳头疼痛剧烈时，可暂停母乳喂养24小时，将乳汁挤出喂养婴儿。

（4）**乳汁不足**：产妇保持精神愉快、睡眠充足，多喝汤汁。采取正确哺乳方法，必要时应用药物催乳。

（5）**退奶**：因某种原因需停止喂奶者，应限制汤汁，停止吸奶、挤奶，用胸带紧束胸部，也可在医生的指导下用药退奶。

6. 活动与休息

一个健康的产妇，可于产后 6～8 小时坐起来，12 小时后排便，次日便可随意活动及行走。早期下床活动，有利于子宫复旧和恶露排出，减少感染机会，促使身体早日复原，还可减少产褥期疾病的发生。例如，产妇早期活动可以避免下肢静脉血栓的形成；使膀胱和排尿功能迅速恢复，减少泌尿系统的感染；促进肠道蠕动，加强胃肠道的功能，以增进食欲，减少便秘的发生；促进盆底肌肉、筋膜紧张度的恢复等。

产妇不要总是仰卧，要经常侧卧和俯卧，不但可以防止子宫后倾，而且有利于产后恶露的排出。剖宫产的产妇，术后平卧 8 小时可以翻身、侧卧；术后 24 小时可以坐起；48 小时后可以在床边活动，并开始哺乳。剖宫产后早期下床活动，可以减少术后肠粘连。开始活动时间不宜过长，可逐步增加活动量。我们提倡早期下床活动，指的是轻微的床边活动，并不是过早地进行体力活动，以防止发生阴道壁膨出或子宫脱垂。

7. 产后锻炼与体形恢复

妇女分娩后，除了关心哺育宝宝外，还会十分关注如何恢复形体。产妇要想重塑健美体形，应从以下几方面做起：

（1）合理膳食，预防肥胖： 在肥胖妇女中，产后肥胖约占 40.9%，原因是营养过剩。民间认为，产后的妇女常血气两亏，需要大补，一天进餐 5～6 次，甚至更多。以鱼、肉、蛋、禽及甜食为主，产妇食欲又好，导致营养摄入过多。民间又认为，产妇 1 个月内不能出户，以免受风，要长时间卧床修养，结果导致肥胖。

（2）产后早期活动： 要预防产后肥胖，恢复健美形体，适度活动是必不可少的。正常分娩者，产后 12 小时左右可起床稍事活动，如在床边坐坐或扶着床慢慢行走，第 2 天可在室内随意走动。剖宫产或会阴有侧切伤口者，可推迟至产后第 3 天起床活动。

（3）产后莫忘做操： 为使产后松弛的腹肌和盆底肌恢复张力，促进

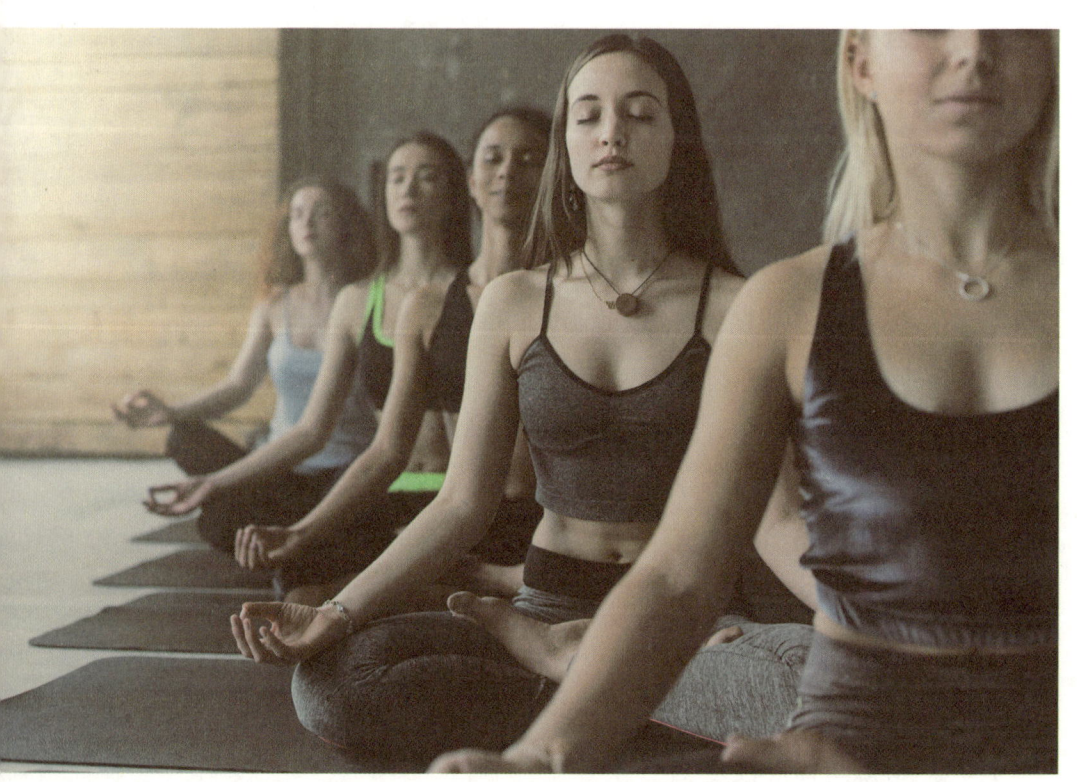

身体复原,应逐步进行保健体操锻炼,以运动结束后不感到劳累为度。

深呼吸运动:仰卧、闭口,先深吸气使腹部下陷,然后呼气使腹壁复原,重复10次。目的是锻炼腹肌,于产后第1天开始。

抬头运动:仰卧,将头抬起前屈,下颌靠近胸部,再将头慢慢恢复原位,重复10次。目的是收缩腹肌,舒展颈、背部肌肉,于产后第2天开始。

缩肛运动:平卧,收缩肛门,持续3~5秒钟,然后放松,重复10次。目的是锻炼盆底和会阴部肌肉,促进局部血液循环和伤口愈合,促进膀胱控制力的恢复,于产后第2天开始。

双臂外展运动:仰卧,两臂伸直、上举,两手手心相对,然后外展放下,重复10次。目的是锻炼胸部肌肉,增强乳房悬韧带张力,恢复乳房的支撑力,于产后第2天开始。

屈腿运动:仰卧,两腿轮流举起、屈膝,使大腿尽量靠近腹壁,然后将腿放下，重复10次。目的是锻炼腹部和臀部肌肉，于产后第3天开始。

抬腿运动：仰卧，两腿伸直，轮流上举，膝部伸直，髋关节呈直角，然后将腿放下复原，重复10次。目的是锻炼腹部、腿部和臀部肌肉，于产后第4天开始。

抬臀运动：仰卧，两腿稍分开，足底平放，抬起背部和臀部，保持数分钟，然后还原，重复10次。目的是锻炼臀部、背部和腿部肌肉，于产后第7天开始。

膝胸卧位：两膝分开，与肩同宽，跪于床上，大腿与床面垂直，两肘屈曲，面转向一侧，胸部贴近床面，持续5~10分钟。目的是预防或纠正子宫后位，于产后第10天开始。

腿后伸运动：跪式，双臂伸直，撑于床面，两腿轮流向后高举，重复10次。目的是锻炼腰腹部肌肉，于产后第10天开始。

仰卧起坐：平卧，两手平放，用腹腰部力量坐起，下肢不可弯曲或离床，然后躺下还原，重复10次。目的是锻炼腹肌，于产后第14天开始。

8. 计划生育指导

产褥期严禁性生活，产后6周采取避孕措施。不哺乳者可用药物避孕，哺乳者用工具避孕。

9. 产后检查

产后6周进行健康检查，了解母亲康复情况和婴儿的生长发育情况。

第四章　产科常见疾病

一、妊娠期常见疾病

1. 流产

妊娠于28周末以前终止，胎儿体重在1千克以下者，称为流产。发生于12周末以前者为早期流产，较多见；发生于12周末至28周末以前者为晚期流产。流产的主要表现为阴道流血和下腹疼痛，可分为6种类型，即先兆流产、难免流产、不全流产、完全流产、稽留流产、习惯性流产。基因异常引起的孕卵或胚胎发育异常，是早期流产的主要原因。另外，孕妇全身急慢性疾病，黄体功能不健全；生殖器官异常，如子宫发育不良、畸形、肿瘤；接触可能发生流产的有害物质，如放射线、工业汞、苯等，或使用了某些药物等；外伤、手术刺激、生殖道感染、母婴血型不合等，均可导致流产。

先兆流产的治疗原则为保胎，防止流产发展。难免流产是指流产不可避免，治疗原则为促使宫内妊娠物尽早排出，防止出血及继发感染。不全流产指部分妊娠物已排出体外，尚有部分残留在子宫腔内，治疗原则为尽快清除宫腔内残留组织，以控制出血。完全流产指妊娠物已全部排出，阴道流血及腹痛渐止，一般不需特殊处理。稽留流产指胚胎在子宫内死亡已超过8周，但仍未自然排出者，治疗原则为尽早排出宫内妊娠物，防止并发症。习惯性流产指自然流产连续发生3次以上者，流产常发生于同一孕周，保胎治疗。

（1）**心理护理**：流产孕妇大多数有情绪紧张、焦虑，因失去胎儿而自责、内疚。护理者应稳定产妇情绪，解除其思想顾虑，积极配合治疗。

（2）**绝对卧床休息**：流产保胎者，必须绝对卧床，避免引起大出血。

（3）**严密观察病情**：流产保胎者，如腹痛加重或出血增多，表示病情发展，应及时就诊。住院患者应保留会阴垫，出血多时立即报告医生。流产清宫后如阴道出血多于月经量，半个月后仍淋漓不尽，甚至有发热、腹痛时，及时就诊。

（4）**饮食**：加强营养，多吃蔬菜、水果，以利机体的康复，注意防止便秘。

（5）**防止感染**：保持外阴清洁，每日用0.1‰新洁尔灭溶液清洗，并使用消毒会阴垫。禁止盆浴2周，禁性生活1个月，以防止感染。

（6）**生育指导**：流产后无子女者，再次受孕至少在半年以后。

2. 异位妊娠

孕卵在子宫腔外植入发育者，称为异位妊娠，亦称宫外孕。主要表现

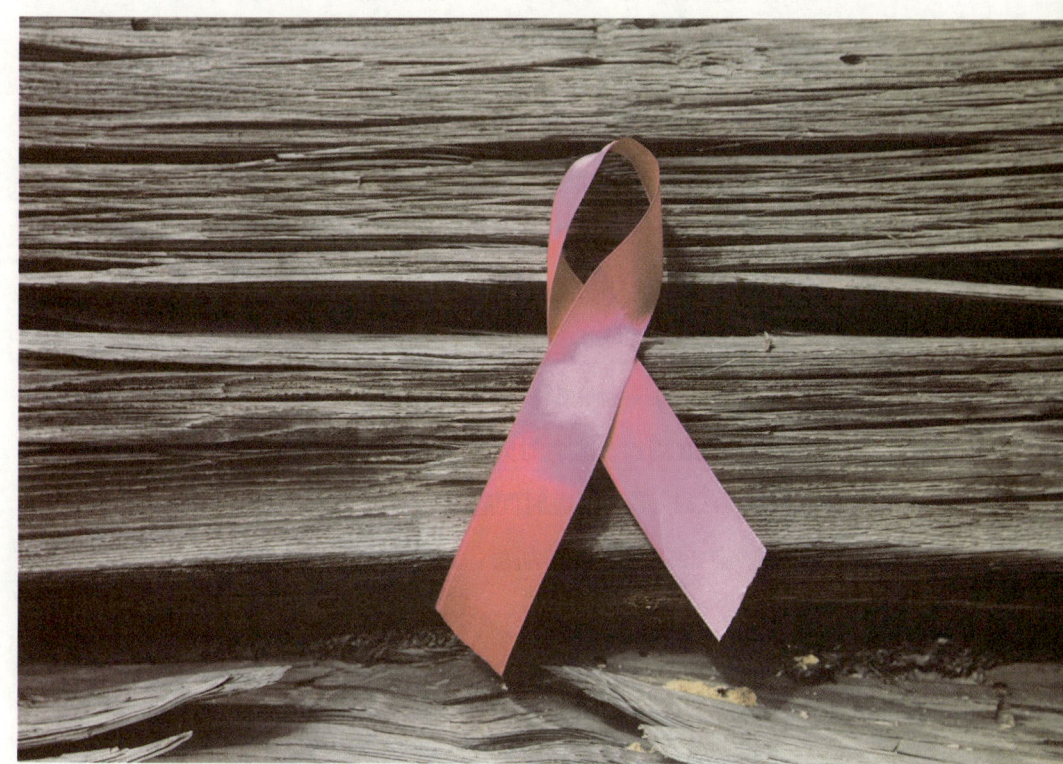

为有短期停经史及早孕反应、阴道出血。当输卵管妊娠流产及破裂后，患者自感剧烈腹痛和大量内出血，出现面色苍白、脉搏细速、血压下降等。慢性输卵管炎是引起输卵管妊娠的常见原因。此外，输卵管发育异常，输卵管结扎术后再通，盆腔肿瘤压迫输卵管，孕卵游走等，均可影响孕卵在输卵管中着床发育。

（1）对于有停经史及早孕反应患者，如有一侧下腹胀痛或阴道流血，立即就诊。

（2）非手术治疗的患者，必须绝对卧床休息，避免变换体位、用力排便等增加腹压的动作，以免诱发活动性出血。

（3）暂禁饮食，因随时有手术可能。

（4）输卵管妊娠流产、破裂时，会有剧烈腹痛和大出血。患者平卧，立即送医院抢救。

（5）禁止盆浴和性生活 1 个月，以防止感染。

（6）对于无子女者，再次受孕至少在半年以后。

3. 前置胎盘

前置胎盘是妊娠期出血性疾病，严重威胁母子生命安全。胎盘附着于子宫下段或覆盖在子宫颈内口处，位置低于胎儿的先露部，称前置胎盘。前置胎盘分为完全性（中央性）前置胎盘、部分性前置胎盘、边缘性前置胎盘。

前置胎盘主要表现为妊娠晚期或临产时，发生无痛性反复阴道流血，偶有发生在妊娠 20 周者。出血时间早晚、量的多少与前置胎盘的类型有关，胎盘覆盖宫颈内口越多，出血时间越早，血量也越多。病因目前尚不清楚，可能与产褥感染、多产、多次刮宫、剖宫产、胎盘面积过大、胎盘异常、受精卵滋养层发育迟缓等有关。

（1）前置胎盘的主要表现是反复阴道流血，患者常有恐惧、紧张、焦虑等心理反应，家属应关心、体贴患者，保持镇静，配合治疗。

（2）绝对卧床休息，以防因活动而引起大出血。家属应做好患者的床边生活护理，如饮食、大小便都应在床上进行，以保证患者的休息。

（3）饮食营养丰富、易消化，多吃新鲜蔬菜、水果，防止便秘。

（4）一旦确诊，严禁性生活。

（5）随时注意阴道出血情况，如出血较多，立即就诊。

（6）产妇注意休息，保持外阴清洁，每天用消毒液擦洗外阴。

（7）剖宫产术后2年后方可再孕，半年内不能行人工流产，应注意避孕。

4. 胎盘早期剥离

胎盘早剥是妊娠晚期一种严重的并发症，往往起病急、发展快，严重威胁母儿生命安全。主要表现为孕妇持续性腹痛和阴道流血，严重时有面色苍白、脉弱、血压下降等休克状态；胎儿多因严重内出血而发生宫内窘迫，甚至死亡。病因为重度妊高综合征、慢性高血压、慢性肾脏疾病、外伤、脐带过短、破膜时羊水流出过快、子宫静脉压突然升高等。

（1）**心理护理**：安慰患者，消除紧张心理。对失去胎儿或切除子宫的患者，家属应尽心劝导。

（2）**卧床休息**：绝对卧床休息。对病情较轻、需要观察的患者，家属进行护理。如需做检查时，用推车护送前往。

（3）**对症护理**：注意患者有无头晕、头痛、胎动异常等，有无腹痛、出血情况，保留会阴垫，以查看阴道出血量和凝血功能。如皮肤黏膜有出血点，或注射针眼、阴道流血不凝等，应告知医护人员。

（4）**产后护理**：产后患者保持外阴清洁，每天用消毒液擦洗外阴。剖宫产术后患者，2年后方可再孕，半年内不能行人工流产。

5. 妊娠剧吐

孕妇在早孕时有轻度恶心、呕吐、食欲不振、倦怠等症状，一般不影响健康，12周左右自行好转。少数孕妇反应严重，恶心、呕吐频繁，不能进食，体重下降，精神萎靡，体温升高，甚至发生脱水、电解质紊乱及代谢障碍等，甚至危及生命，称为妊娠剧吐。

（1）**心理护理**：家属应关心、体贴患者，积极配合治疗。

（2）**创造良好的休养环境**：给患者创造一个安静、舒适、清洁、通风的空间环境，卧床休息。待病情好转后，患者应下床适当活动。

（3）**饮食护理**：轻症患者，应少量多餐，禁食油腻和异味食物，多食清淡易消化的食物。重症患者，暂不进食，及时就诊。待呕吐好转后，进食少量流质食物。对于呕吐频繁、不能进食、疲乏无力、体温上升的患者，应及时就诊。

6. 妊娠高血压综合征

妊娠高血压综合征（简称妊高征），为妊娠特有的全身性疾病，多发生于妊娠20周以后。主要特征为高血压、蛋白尿和水肿。重症患者出现头痛、眼花、恶心等自觉症状（即先兆子痫），甚至抽搐、昏迷等，即为子痫。

妊高征严重威胁孕产妇和胎儿的生命安全，病因目前尚不清楚，主

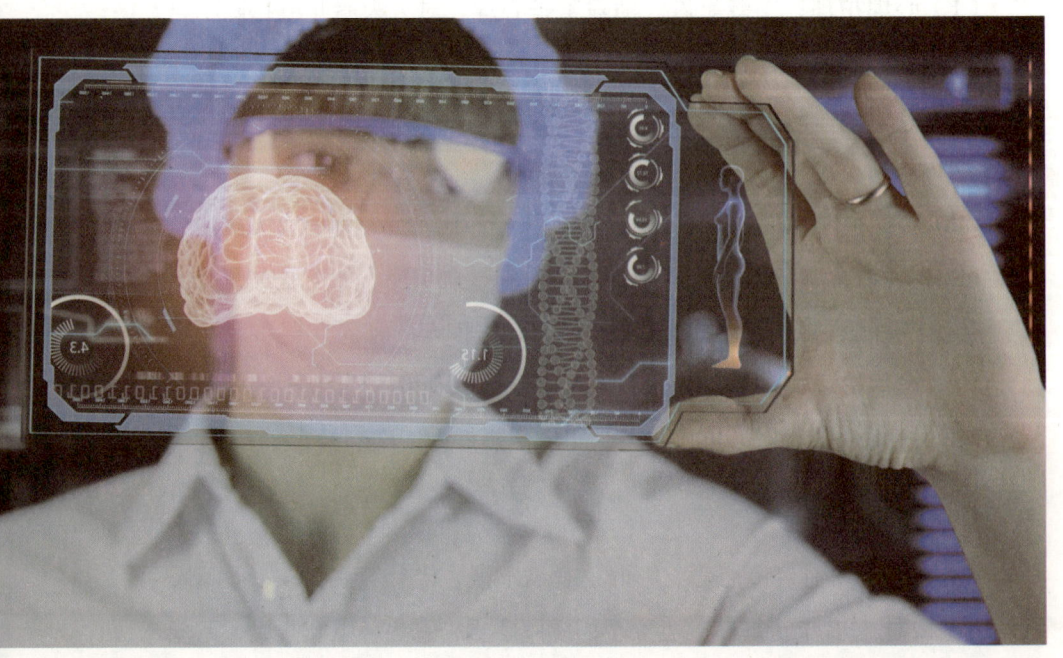

要与下列因素有关：孕妇年龄大，孕妇有慢性高血压、肾炎、糖尿病等病史，低蛋白血症者，体形矮胖者，羊水过多、双胎、巨大儿等，家族中有高血压史和妊高征史者。

（1）**心理护理**：患者对自身的血压升高、头痛、头晕等症状非常紧张，家属要精心照料患者。

（2）**加强门诊检查**：轻症患者每周门诊检查一次，适当减轻工作量，睡眠多取左侧卧位。中、重症患者绝对卧床休息，送医院治疗。

（3）**饮食**：食物中含有丰富的蛋白质、维生素、铁和钙等，不宜过咸，避免进食腌制食品，水肿严重者限制钠盐摄入。

（4）**稳定情绪**：患者保持良好的情绪，保证足够的睡眠等，如有头痛、头晕、眼花、恶心、呕吐等症状，及时就诊。

（5）**子痫的护理**：一旦患者发生抽搐、昏迷，立即平卧，头偏向一侧，防止窒息或吸入性肺炎。用毛布或手帕叠成条状，放在病人上下臼齿间，以免唇舌咬伤。病人抽搐时切勿强行按压肢体，以免骨折。禁食、禁水，不用口服药。即使病人抽搐后暂时清醒，也不宜进食。一旦发生子痫，立即送医院治疗。

（6）**产后护理**：产妇卧床休息，保持安静环境；产后24小时内注意病情变化，防止发生子痫；重症患者产后不宜喂奶，待病情好转、稳定后再喂奶。对血压尚未正常的产妇，不要随意停药。定期门诊检查，防止转为高血压病。

7.羊水过多

妊娠期羊水量超过2升者，称为羊水过多。急性羊水过多时，孕妇子宫过度膨胀，腹部胀痛，呼吸困难，下肢和外阴水肿，不能平卧，多发生在妊娠20～24周。慢性羊水过多时，子宫逐渐膨大，孕妇能逐渐适应，多发生于妊娠28～32周。胎儿畸形、多胎妊娠、孕妇及胎儿的各种疾病、胎盘脐带病变等，均可导致羊水过多，30%为不明原因的羊水过多。

（1）胎儿多因畸形或早产而死亡率较高。孕妇有肝炎、贫血、糖尿病、遗传性疾病，应在医生指导下选择妊娠时间。

（2）患者卧床休息，少下床活动，防止胎膜早破。急性羊水过多有压迫症状者，可取半坐卧位。

（3）羊水过多者尽早到医院就诊，保胎或引产。

（4）孕期检查每周一次。

8. 过期妊娠

妊娠超过42周者，称为过期妊娠。过期妊娠的围产儿发病率和死亡率增高。由于胎盘老化，胎盘血流量减少，直接影响胎儿的氧气供应，胎儿易发生宫内窘迫，甚至死亡。

（1）孕妇认为"瓜熟才蒂落"，不愿接受人工终止妊娠的方法，会增加新生儿的发病率及死亡率。

（2）孕妇取左侧卧位，注意吸氧。

（3）遵医嘱进行各项检查，及早处理、结束分娩。

（4）产后加强新生儿护理，注意保暖。

（5）按摩子宫，帮助子宫收缩。注意外阴清洁，防止感染。

9. 妊娠合并心脏病

妊娠合并心脏病是高危妊娠的一种，以风湿性心脏病为最多见。妊娠期孕妇的血容量逐渐增加，于妊娠32～34周时达到高峰（增加35%），加重了心脏负担。由于子宫增大，膈肌上升，心脏左移，大血管扭曲，增加了心脏负担，易导致心脏病孕妇心力衰竭，特别是分娩期和产后最初3天。

（1）产前护理：①先征求内科医生意见，根据心脏功能情况、病因、病变程度考虑是否妊娠，不宜妊娠者严格避孕。②不宜妊娠者如已受孕，应在3个月内做人工流产。③如果可以继续妊娠时，按时产检，20周前每2周一次，20周后每周一次。心功能三级及以上者及早住院。④患者充分休息，每日睡眠至少10小时，中午卧床休息1小时。⑤妊娠4个月后，食

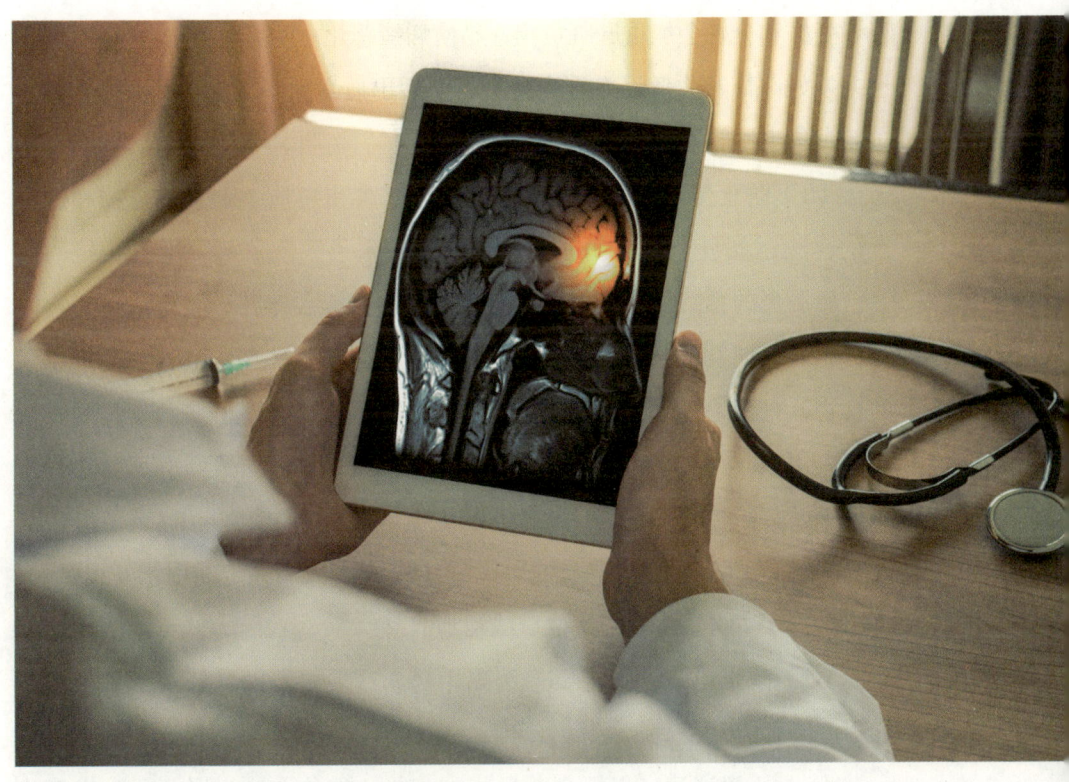

盐摄入量每日不超过 4～5 克，给予营养丰富、高蛋白、高热量、低碳水化合物、易消化、清淡饮食，补充足够的维生素、铁，如豆制品、瘦肉等。⑥多食新鲜蔬菜、水果，预防便秘。⑦孕期严禁性生活，保持会阴部清洁，预防感染和早产。⑧防止上呼吸道感染、贫血、妊高征。⑨预产期前 1～2 周住院治疗。⑩密切注意病情变化，如有心悸、气急、发绀、胸闷、咳嗽，休息时心率大于 110 次/分钟、呼吸大于 20 次/分钟，尿量减少时，及时就诊。

（2）产后护理：①产后 24 小时内绝对卧床休息，产后 3 天内密切观察心脏功能情况，分娩后至少观察 2 周方可出院。②产后保持外阴清洁，使用无菌会阴垫，预防感染。③心脏功能三级以上者不宜哺乳。④严格避孕，心功能三级以上者行输卵管结扎术。

10. 妊娠合并急性病毒性肝炎

病毒性肝炎有甲型、乙型、丙型、丁型、戊型等，以乙型肝炎最常见。

患者妊娠和分娩会加重肝脏负担，易使病情恶化。肝炎可使早孕反应加重，易并发妊高征及弥散性血管内凝血，产后出血发生率也高。肝炎病毒可通过胎盘传染给胎儿，发生流产、死胎、死产、畸胎、早产、新生儿死亡等。

（1）**防止传染**：①加强营养，摄入富含蛋白质、碳水化合物和维生素的食物，如豆类、牛奶、瘦肉、谷类、水果、蔬菜等，增强抵抗力。②已患肝炎的育龄妇女应避孕，待肝炎痊愈后至少半年，最好2年后再妊娠。③妊娠期发现肝炎已不能终止妊娠时，进食低脂肪、高糖、高维生素的食物，宜少量多餐；注意休息，避免劳累，以防加重肝脏负担；同时遵医嘱应用保肝药物。④分娩后注意新生儿隔离，不宜母乳喂养，防止婴儿受到感染。同时婴儿应用高效价乙肝免疫球蛋白（HBIG）和/或乙肝疫苗（HBvac），预防乙型肝炎病毒的母婴传播。⑤病人用品定期用紫外线照射，再用0.2%~0.4%过氧乙酸擦拭或浸泡。

（2）**防止出血**：一定要遵医嘱用药。产后要帮助产妇按摩子宫，注意阴道流血情况。

（3）**心理调适**：妊娠合并肝炎的病人，往往会产生紧张、自卑感。家属应关爱产妇，积极配合治疗，按时服药，注意休息，加强营养，严格避孕。

二、分娩期异常

分娩过程能否顺利完成，取决于产力、产道、胎儿3个因素。3个因素异常，导致分娩过程受阻，称为异常分娩。

1. 产力异常

产力包括子宫收缩力、腹壁肌和膈肌收缩力及肛提肌收缩力，以子宫收缩力为主。在分娩过程中，子宫收缩的节律性、对称性、极性不正常或强度、频率有改变，称为子宫收缩力异常。主要原因是头盆不对称、胎位异常、精神过度紧张、子宫畸形、子宫发育不良、子宫过度膨胀、内分泌失调等。

2. 产道异常

产道异常包括骨产道（骨盆）和软产道（子宫下段、子宫颈、阴道、外阴）的异常，以前者为多见。骨盆小或形态异常，可使胎儿在分娩过程中发生机械性梗阻，引起难产。

3. 胎儿异常

胎儿异常包括胎位异常、胎儿过大、畸形等，以胎位异常较为常见，包括臀位、横位。

4. 胎膜早破与脐带脱垂

胎膜在临产前破裂，称为胎膜早破。胎膜破裂后，羊水从阴道流出，可引起早产、感染及脐带脱垂。诱发因素为创伤，宫颈内口松弛，妊娠后期性交引起胎膜炎、下生殖道感染，多胎妊娠，羊水过多，胎位异常等。

胎膜破裂后，脐带脱出子宫颈口或阴道口外，称为脐带脱垂。脐带脱垂后，因脐带受压、血循环受阻，可导致胎儿宫内窘迫，甚至死亡。诱发因素为骨盆狭窄，头盆不对称，胎位异常，脐带过长，羊水过多等。

（1）孕妇注意个人卫生，预防下生殖道感染。

（2）妊娠最后2个月禁止性生活。

（3）孕妇不宜过于劳累，避免腹部受到撞击。

（4）宫颈内口松弛者卧床休息，行手术治疗。宫颈内口缝合者，在预产期前2～3周住院。

（5）胎膜破裂后，胎先露部未衔接者绝对卧床，以左侧卧位为宜，抬高臀部，防止脐带脱垂，并用推车立即送往医院。

（6）保持外阴清洁，每天用0.1‰新洁尔灭擦洗外阴2次，并用消毒会阴垫预防感染。

（7）宜富有营养、清淡、易消化饮食。

（8）脐带脱垂患者，脐带还纳，行剖宫产术。

5. 子宫破裂

子宫破裂是指子宫体或下段于妊娠晚期、分娩晚期发生裂伤，是一种严重的并发症。主要表现为子宫强直性收缩，产妇疼痛不安、呼吸急促、脉速、血尿、胎心音轻且快慢不一。如处理不及时，将发生子宫破裂，产妇突感剧烈腹痛。随即子宫收缩消失，出现面色苍白、出冷汗、脉细数、血压下降等休克征象，胎动停止，胎心音消失。原因为先露下降受阻，疤痕子宫，刮宫创伤，手术损伤，子宫收缩剂使用不当等。

（1）加强产前检查，及时纠正异常胎位，有剖宫产史或子宫切开手术史者，提前1~2周住院待产。

（2）计划生育，防止生育过多与多次刮宫，引起子宫肌纤维变性。

（3）急性疼痛时，产妇做缓慢、有节律深呼吸，分散注意力，以减轻疼痛，立即行剖宫产术。

（4）产妇注意保暖，取平卧位或头低位。

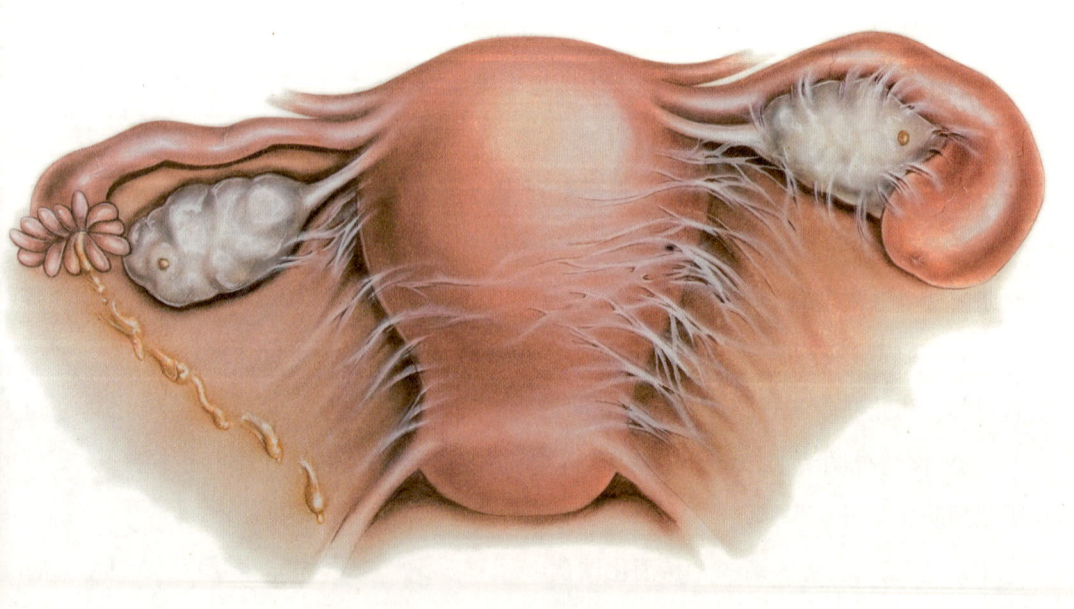

（5）严格避孕，2年后方可再次妊娠。

6. 产后出血

胎儿娩出后24小时内出血量超过500毫升者，称为产后出血。原因主要是产后子宫收缩乏力，胎盘剥离不全，胎盘、胎膜不全，胎盘滞留，软产道裂伤，凝血功能障碍等。

（1）加强产前检查，不宜妊娠者及时在早孕时终止妊娠，积极治疗各种妊娠并发症。

（2）第一产程时，注意补充水分和营养，避免产妇过度疲劳，采用各种方法减轻疼痛。

（3）第二产程时，正确使用腹压，具体方法同分娩期护理。

（4）产后帮助产妇按摩子宫，以促进子宫收缩。

（5）产后半小时内，母婴皮肤接触，早吸吮。婴儿吸吮乳头可反射性引起子宫收缩，减少产后出血。

（6）产后4～6小时必须排尿一次，以免胀大的膀胱影响子宫收缩。

（7）注意外阴清洁，用消毒会阴垫，预防感染。

（8）积极配合医生找到出血原因，输血、输液，以利产后身体康复。

三、产褥期疾病

1. 产褥感染

产褥感染是指分娩与产褥期因生殖道创面受到致病菌的感染，引起局部或全身的炎症变化。一般在产后3～7天出现感染症状，轻者体温达38℃左右，重者体温可达39℃以上，伴有脉速、头痛、虚弱等全身中毒症状。外阴、阴道、子宫颈伤口感染时，局部可有红、肿、热、痛，甚至形成脓肿。急性子宫内膜炎、子宫肌炎最为常见，主要临床表现为恶露量多且混浊，子宫复旧不佳，甚至高热、下腹疼痛及压痛。病因主要是生产时无菌操作不严格，也可能是自体感染。

（1）加强孕期、分娩期和产褥期的个人卫生，妊娠晚期避免盆浴及性交，以预防感染。

（2）增强机体的抵抗力，给予高热量、易消化、富含丰富维生素的半流质饮食。

（3）每天测体温1～2次，体温在38℃左右，恶露量多，有臭味，及时到医院就诊。

（4）卧床休息，产妇取半坐卧位，以利恶露引流，并注意子宫复旧情况。

（5）勤换会阴垫，观察恶露的量、性质、气味，以及子宫收缩情况。

（6）保持外阴清洁，用0.1‰新洁尔灭擦洗外阴，每日2次。伤口感染者局部理疗，促进血液循环，10天后可用1∶5 000的高锰酸钾溶液坐浴，每日1次，每次20～30分钟。

（7）下肢血栓性静脉炎患者，抬高患肢，局部保暖、热敷，以促进血液循环，减轻肿胀。急性期后，逐渐增加活动。

2. 晚期产后出血

分娩24小时后发生的子宫大出血，称为晚期产后出血。通常是产后恶露不净，多发生在产后数日，反复阴道出血或突然大量出血，产妇出现贫血、休克，甚至危及生命。病因：胎盘、胎膜残留最为常见，其次为子宫复旧不全，剖宫产术后子宫伤口裂开感染，绒毛膜癌、子宫黏膜下肌瘤均极罕见。

（1）产后加强营养，注意休息，按摩子宫，帮助子宫收缩。

（2）早期母乳喂养，以促进子宫收缩。

（3）密切观察恶露的性质、量、气味，出血较多立即到医院就诊。

四、避孕

避孕是用科学的方法，在不妨碍正常性生活和身心健康的条件下，使妇女暂不受孕。避孕方法有药物避孕、工具避孕，可根据具体情况采取不同的避孕措施。

1. 药物避孕

采用人工合成的雌、孕激素复合制剂进行避孕，避孕效果好，有效率可达99%，是目前较为理想的避孕方法。

（1）短效口服避孕药：常用药物有复方炔诺孕酮片（避孕片一号）、复方甲地孕酮片（避孕片二号）、复方18—炔诺孕酮片。自月经第5天开始，每晚服1片，连服22天，不能中断。如果漏服，次日晨补服1片。

（2）长效口服避孕药：常用药物有复方18—炔诺孕酮、复方炔雌醚—氯地孕酮、复方炔雌醚—氯地孕酮—18炔诺孕酮。月经来潮第5天开始服第1片，第10天服第2片，以后按第1次服药日期每月服1片。

（3）长效避孕针：所用药物为避孕针一号。月经来潮第5天肌肉注

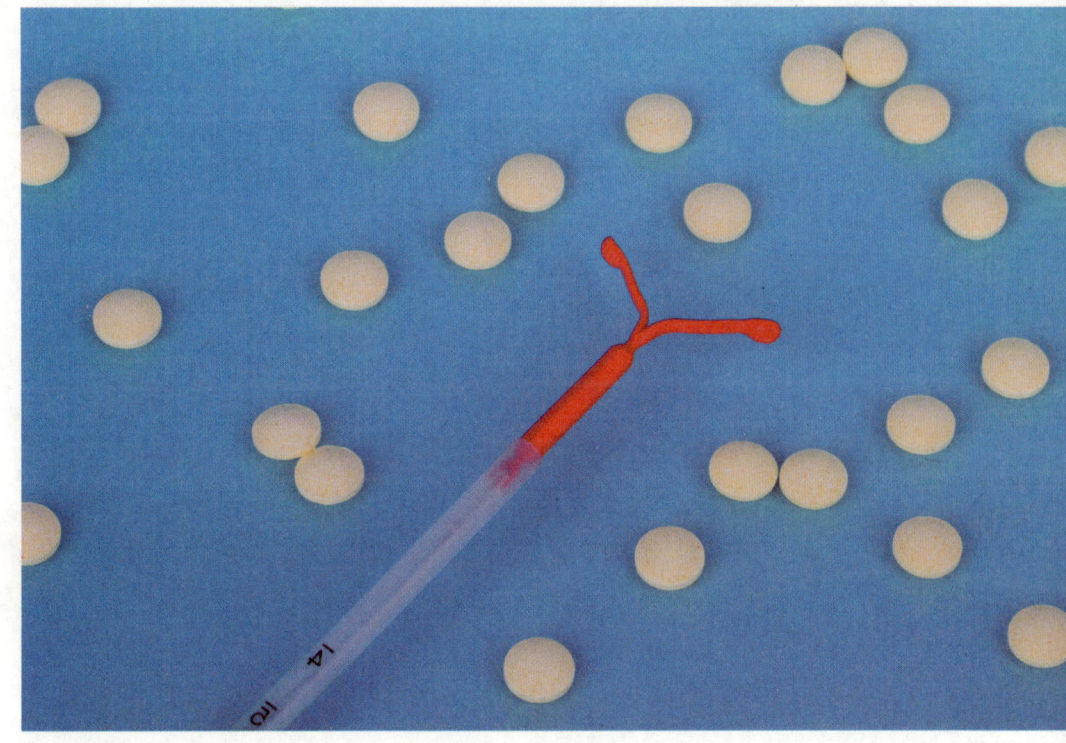

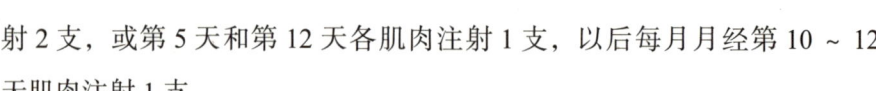

射 2 支，或第 5 天和第 12 天各肌肉注射 1 支，以后每月月经第 10～12 天肌肉注射 1 支。

(4) **速效避孕药**：①炔诺酮：每片 5 毫克，于房事当晚开始，每晚服 1 片，连服 14 天。② 18—甲基炔诺酮：每片 3 毫克，前 1～2 天开始每天服 1 片，其余同炔诺酮。③甲地孕酮：房事前 8 小时服 1 片，当晚再服 1 片，以后每晚服 1 片，末次房事次晨加服 1 片。④事后探亲片（53 号避孕药）：性交后立即服 1 片，次晨加服 1 片，服药时间不受月经周期限制，也不需连续服药。由于该药副反应发生率较高，多作为紧急补救措施。

(5) **避孕药的副作用及处理**：①类早孕反应：雌激素可刺激胃黏膜，引起恶心、呕吐、食欲不振等。一般服药 1～3 个月可自然消失，症状较重者可服维生素 B_6，对症处理。②服药期出血：服药期阴道有不规则少量出血，称为突破性出血。如发生在月经前半周期，可加服炔雌醇 1～2 片。如发生在后半周期或出血量较多，应停药，作为月经来潮处理，停药后第 5 天再重新服药。③月经量减少：服药后由于雌激素量较少，子宫内膜变薄，可引起月经量减少，对月经过多、痛经患者可起到治疗作用。如出现连续 3 个月闭经，予以停药，改用其他避孕方法，并用雌孕激素疗法恢复月经来潮。④其他：部分妇女服药后，体重会增加，皮肤有色素沉着。

(6) **护理**：①掌握适应证和禁忌证：肝炎、肾炎、严重高血压、子宫肌瘤、乳房肿块等患者均不宜使用避孕药，应采取其他避孕方法。哺乳期妇女，在产后 6～8 个月后再使用避孕药，因药物可影响乳汁分泌及营养成分。②药物的保管：药物放在阴凉干燥处保存，潮解可影响避孕效果，不宜再服用。③不要随意停药：应用长效针剂避孕药者，停药后再用短效口服避孕药 3 个月，以免引起月经失调。④药物禁忌：不宜同时使用利福平、苯巴比妥、非那西汀、呋喃妥因、氯霉素、氨苄青霉素等，以免影响避孕效果。

2. 工具避孕

工具避孕是利用工具阻止精子进入阴道或子宫腔，或改变子宫腔内环境，从而达到避孕的目的。目前女用宫内节育器，男用阴茎套。

（1）宫内节育器： 宫内节育器具有安全有效、简便经济，一次放置数年或十几年有效，取出后不影响生育的优点，为广大妇女所接受。宫内节育器包括不锈钢单环、带铜 T 形宫内节育器和带铜 V 形宫内节育器等。禁忌证有生殖道急、慢性炎症，月经过多过频，生殖器官肿瘤，子宫畸形；宫颈过松，重度陈旧性宫颈裂伤，子宫脱垂；严重全身性疾患等。

术前护理：术前排空膀胱，月经干净后 3～7 天；人工流产术后放置宫内节育器；一般产后满 3 个月，剖宫产术后半年放置；哺乳期放置，应先排除早孕可能。

术后护理：放置术后应休息 3 天，取出术后休息 1 天。1 周内避免重体力劳动，两周内禁止性生活和盆浴。每天清洁外阴，使用消毒会阴垫。术后分别于 1、3、6 个月，1 年到医院复查，以后每年到医院复查一次。放置后可能有月经量多，经期延长或不规则阴道出血，一般半年后逐渐恢复正常。节育器在宫内留置时间为，纯不锈钢 15～20 年，带铜节育器 4～5 年，含孕酮的 1 年，到期即更换，否则，会影响避孕效果。

取出术的适应证是放置期限已到，绝经 1 年左右，要求生育，改用其他避孕方法，放置节育器后副作用较重且经治疗无效者。

（2）阴茎套： 阴茎套俗称避孕套，为优质乳胶制品，分大、中、小 3 种规格，直径分别为 35 毫米、33 毫米、31 毫米。作用是使精液射在套内，阻止精液进入阴道，达到避孕目的。

3. 安全期避孕法

女性的月经周期和排卵期有一定的规律性，一般在下次月经前 14（±2）天排卵，排卵前后 5～6 天容易受孕，为不安全期。来月经后的 5～8 天或下次月经前 4～5 天怀孕的几率小，属于安全期。在安全期内性交可以自然避孕，这种方式叫做安全期避孕法。此方法虽然简单，但失败率较高，可达 18% 左右。

第五章　儿童不同分期的特点

儿童时期是人生的基础阶段,组织结构、功能、生理、心理等都有巨大变化。我们应该了解儿童不同分期的特点,采取适当的教育方法和护理措施。

一、胎儿期

从卵子和精子结合到小儿出生,称为胎儿期。胎儿完全依赖母体生存,母亲的健康、营养、情绪、疾病及其周围环境对胎儿的生长发育影响很大。尤其是胚胎的前8周,若孕母受遗传或营养不良、感染、药物毒害、心理创伤等不利因素的影响,可引起胎儿畸形,甚至流产、早产等。

1. 预防先天性发育不全和遗传性疾病

预防孕母感染,如风疹、巨细胞病毒感染。避免化学物质(如铅、苯、汞及有机磷农药等)的污染。避免放射线照射,因胎儿对放射线十分敏感,易致畸或死亡。孕妇慎用药物。预防遗传性疾病。

2. 预防早产

妇女孕前积极治疗慢性疾病,孕后生活要有规律,保证心情愉快、睡眠充足、营养丰富,定期进行产前检查。

3. 加强孕母营养

在妇女怀孕后期要重视饮食的质量,以保证胎儿生长发育和产妇喂奶所需的能量。

二、新生儿期

从结扎脐带至生后28天的婴儿,称为新生儿。新生儿是胎儿的延续,又是人类发育的基础阶段。胎儿骤然离开母体,从子宫内生活转到外界生活,经历了巨大的环境变化。由于新生儿身体各器官功能不完善,对外界环境变化的适应能力差,免疫力低,易患各种疾病,了解新生儿的生理特点和掌握新生儿正确的护理方法非常重要。

足月新生儿是指胎龄满 37 周至未满 42 周(260～293 天)。正常足月儿体重在 2.5 千克以上,身长 47 厘米以上,哭声响亮,四肢屈曲,皮肤红润,胎毛少,覆盖着胎脂;耳郭软骨发育好、软廓清楚;乳晕明显,乳房可摸到结节;指甲长到或超过指端;足底皮纹多;男婴睾丸已降入阴囊,女婴大阴唇完全遮蔽小阴唇。

1. 生长发育特点

(1) **皮肤黏膜和脐带:** 新生儿皮肤薄嫩,血管丰富,易损伤感染。

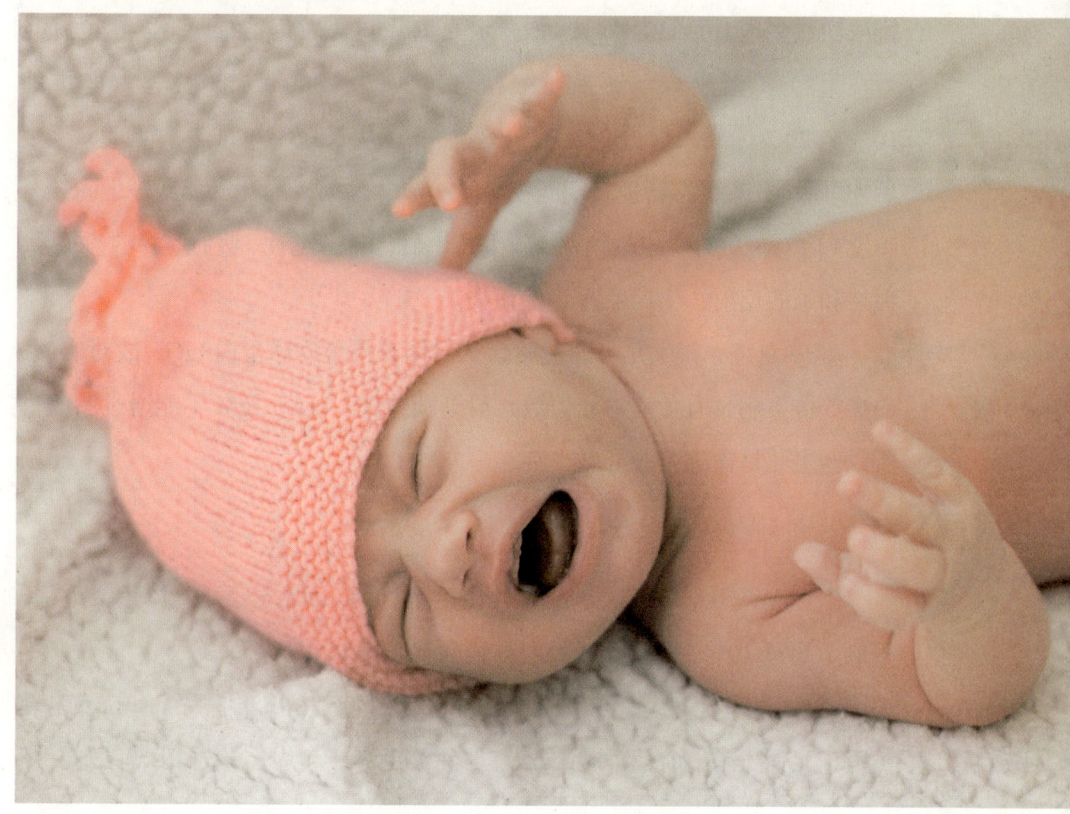

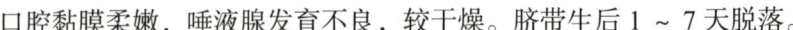

口腔黏膜柔嫩，唾液腺发育不良，较干燥。脐带生后1～7天脱落。

（2）**体温**：新生儿体温中枢发育不完善，体温调节功能差，体温不稳定，易随外界环境温度而变化。

（3）**呼吸**：新生儿以腹式呼吸为主，呼吸浅表，呼吸节律不规则，频率较快，每分钟40～45次。

（4）**身体循环**：新生儿心率较快，每分钟120～140次，且波动范围大，四肢易冷，末梢容易出现发绀。

（5）**消化**：新生儿胃呈水平位，易发生溢奶和呕吐。生后12小时内排黑绿色胎粪，3～4天后转为黄色粪便。若生后24小时仍未排便，应检查有无消化道畸形。

（6）**泌尿**：新生儿尿量很少，生后第一日内尿量10～30毫升，尿色略带黄红。以后随哺乳、喝水，尿量逐渐增加到100～300毫升/24小时，排尿次数多达10～30次/天。如新生儿生后48小时仍不排尿，需查找原因。

（7）**神经发育**：新生儿脑相对较大，重300～400克，占体重的10%～20%（成人仅占2%），出生后头围生长速率每月为1厘米，至生后40周左右减缓。新生儿期间视、听、味、触觉、温度发育良好，痛觉、嗅觉（除对母乳外）相对较差。新生儿生后已具备觅食、吸吮、吞咽、拥抱、握持和颈肢反射，生后数月自然消失。

（8）**免疫**：新生儿可通过胎盘从母体获得免疫球蛋白IgG，故对麻疹、白喉等传染病具有免疫力，但数月后渐渐消失。IgA、IgM不能通过胎盘，所以新生儿易被感染，如败血症。

2. 几种特殊生理状态

（1）**生理性体重下降**：新生儿出生数日内，因水分丢失，体重会下降，一般不超过10%，生后10天左右恢复到出生体重。

（2）**生理性黄疸**：60%足月儿和80%早产儿可于生后2～5天出现黄疸，足月儿在14天消退，早产儿可延至3～4周，孩子情况良好。新

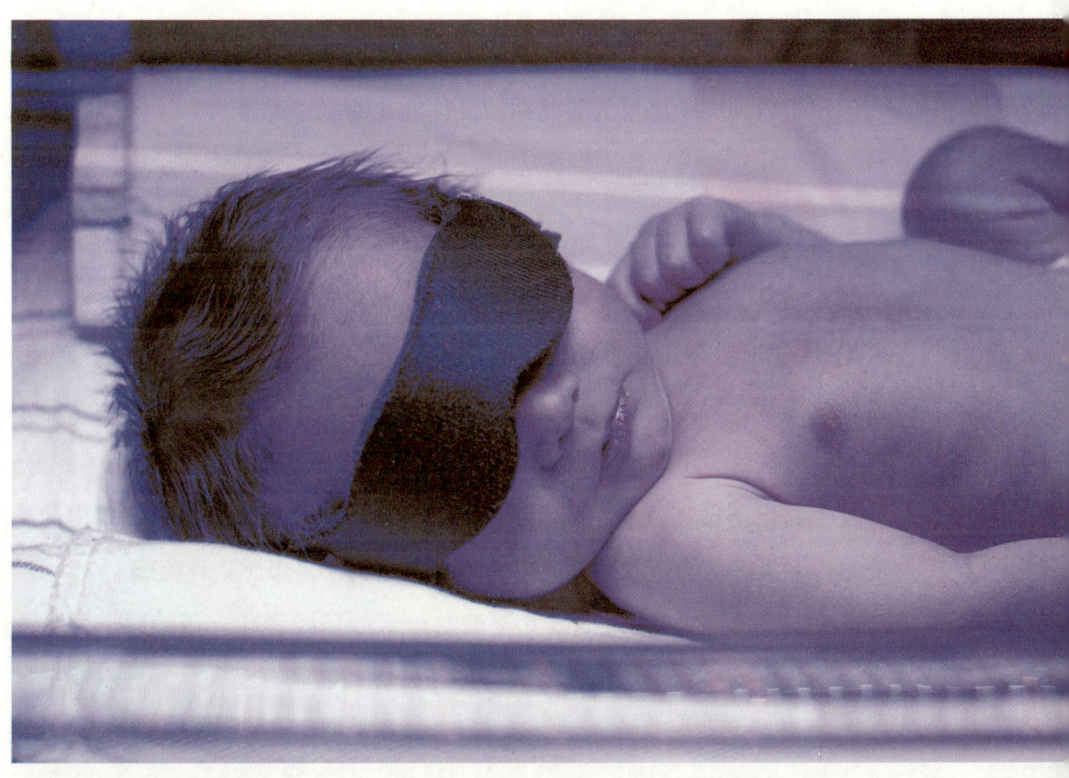

生儿黄疸是由于胆红素代谢特点所致。新生儿的胆红素生成较多，肝功能不成熟，肝酶活力差，不能有效处理大量的胆红素；肠道内正常菌群尚未建立，不能将肝脏所转化的全部胆红素处理掉，因此，易出现黄疸。

（3）乳腺肿大：生后3～5天，男女足月新生儿均可发生乳腺肿胀，如蚕豆到鸽蛋大小，一般不需处理，切勿挤压，以免发生感染。生后2～3周自然消退。

（4）口腔内改变：新生儿上腭中线和齿龈边缘上常有白色小斑点，俗称"上皮珠"和"板牙"。于生后数周至满月自行消失，不要挑割，以免感染。

（5）假月经：有些女婴生后5～7天阴道可见带血性分泌物，持续2～3天，称为假月经，不需特殊处理。

三、婴儿期

出生后到满1周岁为婴儿期，又称乳儿期。

1. 生长发育特点

（1）**生理特点**：此期的小儿生长发育比任何时期都快，尤以6个月前最为明显，1周岁末体重已达到出生时的3倍，身高增长50%，头围由平均34厘米增至46厘米。由于小儿生长发育快，因而需要较高的能量和各种营养素，尤其是蛋白质。若能量或蛋白质供给不足，就易发生营养不良和发育落后；如果能量和蛋白质供给多了，因其消化、吸收功能尚不完善，易发生消化不良和营养紊乱。新生儿出生2~3个月后，从母体获得的免疫力逐渐消失，而自身后天获得的免疫力很弱，易患感染性疾病。

（2）**心理特点**：此期婴儿逐渐与母亲或照顾者建立依赖感。婴儿前半年物我不分，分辨不出自己的身体与外界的区别。到6个月左右能把母

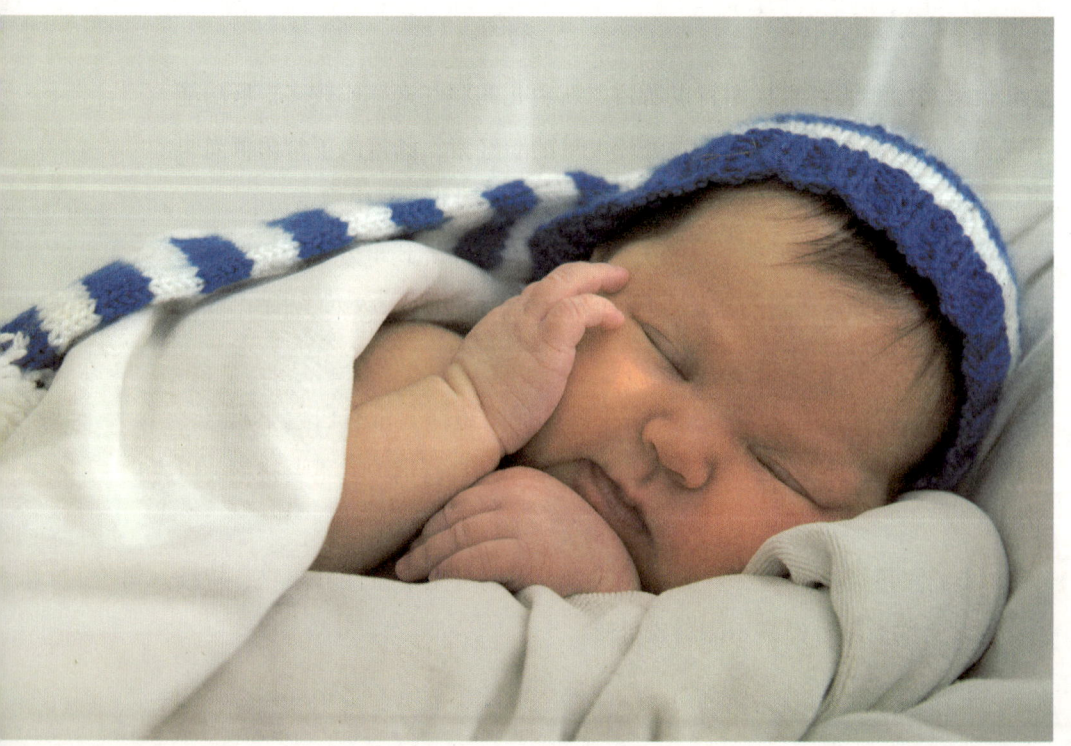

亲及照顾者同其他陌生人区别开来，开始"认生"，表现出分离焦虑。随着动作能力的增强和手眼的协调动作，通过家人的言语和动作训练，通过看、咬、摸、闻、敲击等活动逐步感知周围实物，了解认识外界物体，发展自我意识。

2. 护理

合理喂养，提倡母乳喂养，按时添加辅食，合理安排断奶后饮食。除要保证婴儿一定时间的生理睡眠（正常的、身体所需要的睡眠称为生理睡眠）以外，还要锻炼婴儿在任何情况下都能入睡，如不怕吵、不用抱、不用摇而自行入睡。逐渐锻炼夜间不哺乳、不尿床的良好习惯。不要抱着婴儿睡，或采用拍、摇晃等方式使婴儿入睡，这样容易使婴儿形成依赖性，对心理健康发展不利。父母经常给孩子视觉、听觉的各种刺激，如搂抱、抚摸孩子，哄逗并与孩子说话，给孩子一些色彩鲜艳、能够滚动的玩具，让其听各种声音，促进感觉和知觉发展，培养良好的观察力。定期体检，按时预防接种。预防婴儿期常见病，如佝偻病、缺铁性贫血、呼吸道感染等。

四、幼儿期

1～3 周岁为幼儿期。

1. 生长发育特点

（1）**生理特点**：此期儿童体格生长较婴儿期减慢，身体比例发生变化，头的比例逐渐减小，四肢比例逐渐增大；每年身高平均增长 8～10 厘米，两岁时约 85 厘米，3 岁时约 93 厘米；3 岁时体重可增至 14 千克，约为初生时的 4 倍。神经系统的结构和功能继续发展，3 岁时脑重已近 1 千克，相当于成人的 2/3。运动协调能力也发展较快，控制自己身体及参与外界活动的能力增强，能独立行走，使用简单的工具，学会穿衣服，自己控制大小便。

（2）**心理特点**：幼儿期小儿的心理和智力发育很快，表现出明显的

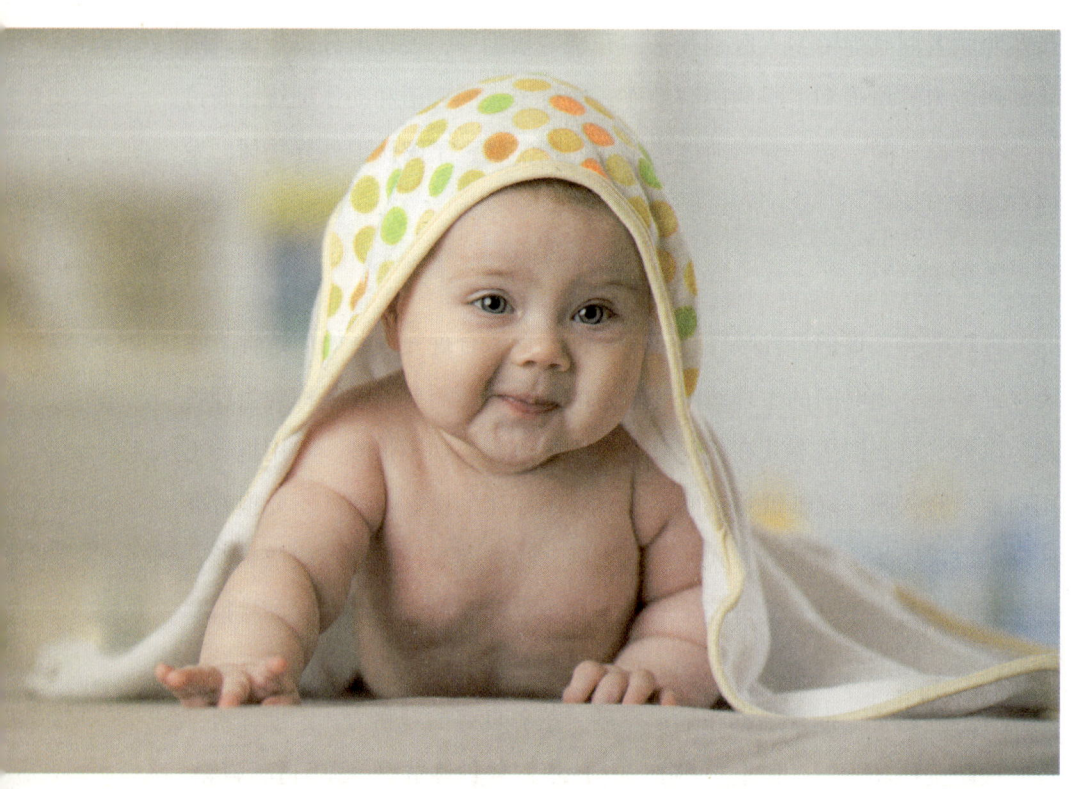

自主性。如自我服务,简单的服务性活动(替成人拿鞋、帽),出现了模仿意识,3岁末词汇量达800~1 000个,已掌握了最基本的语言,能用语言表达自己的情感、需要及愿望。

2. 护理

合理安排膳食,培养良好的饮食习惯,保证膳食营养丰富和色、香、味俱全,以增加幼儿食欲。幼儿的自理能力不断增强,家长既要促进孩子的独立性,也要保证安全和卫生。孩子衣着应宽松、轻便,以利活动。睡眠应充足,日间休息12~14小时。采用鼓励的方法,养成孩子定时排便的习惯。按时预防接种,定期体格检查,预防疾病。鼓励幼儿独立行走。选择适当的玩具,如小家具、餐具、水桶、小汽车、皮球等,可以发展小儿的感官、动作和语言能力,也可帮助幼儿认识周围事物。给幼儿讲故事,提出问题,要求其回答等。成人对待孩子的态度要一致,认真、正确地回答幼儿提出的问题，爱护幼儿的好奇心、求知欲。

五、儿童生长发育规律

儿童机体总是处在生长发育的动态变化过程中。生长是指儿童整体和各器官的长大。发育是指细胞、组织、器官功能的成熟，为质的变化。儿童的生长和发育二者紧密相关，要尽量为孩子的正常生长发育创造条件。

（1）**连续性和阶段性**：生长发育是一个连续的过程，但各年龄段生长发育的速度又有阶段性。一般年龄越小，体格增长越快。生后6个月内生长最快，以后渐减；周岁后基本稳步增长；至青春期又迅速加快。

（2）**不平衡性**：儿童各系统的发育快慢不同，神经系统发育领先，生殖系统发育较晚，淋巴系统则先快而后慢，皮下脂肪发育年幼时较发达，肌肉组织的发育到学龄期末才加速。

（3）**顺序或规律**：一般儿童生长发育遵循由上到下，由近到远，由粗到细，由低级到高级，由简单到复杂的规律。

（4）**个体差异性**：儿童生长发育由于受机体内外因素（如遗传、性别、环境及教养等）的影响，表现出显著的个体差异，因此，儿童生长发育的正常值不是绝对的，要考虑到各种因素的影响。

1. 影响儿童生长发育的因素

内在遗传特性和外界环境影响，是决定儿童生长发育的两个最基本因素。

（1）**遗传因素**：小儿生长发育受父母双方遗传因素的影响。父母的种族、体型、皮肤、脸形特征、身材高矮、性成熟的迟早及遗传性疾病等，都可影响到孩子的生长发育。

（2）**环境因素**：为了使小儿健康成长，应创造一个良好的生长环境。①营养：充足和合理的营养是小儿生长发育的物质基础，年龄越小，受营养的影响越大。长期营养不良会导致体格发育的迟滞，包括体重下降、身高不长以及器官功能低下,从而影响到智力、心理和社会生活能力的发展;长期营养过剩可导致小儿肥胖症。②孕母状况:母亲在妊娠期间的生活环境、营养、情绪、所患疾病、接受放射线照射及药物等因素,均会影响胎儿的宫内发育,以及出生以后的生长发育。③生活环境:良好的居住条件、卫生条件、合理的生活习惯、体格锻炼、教养以及健康保健措施,都可促进小儿生长发育;反之,将有不良影响。④疾病:疾病可阻碍小儿正常的体格生长。急性病使体重减轻,慢性疾病则可使体重、身高不长或增长缓慢,先天性疾病影响小儿的体格和心理发育。

2. 儿童体格生长与检查

(1)**小儿体格发育的检查内容。**家长需定期带孩子进行体格检查,一般新生儿期体检2~3次,婴儿期每2~3个月一次,幼儿期每半年一次。检查内容包括:身高、体重、头围、胸围;全身各部位检查,如血压、脉搏、牙齿、皮肤色泽、黏膜颜色、皮下脂肪厚薄、肌张力等,以了解各器官发

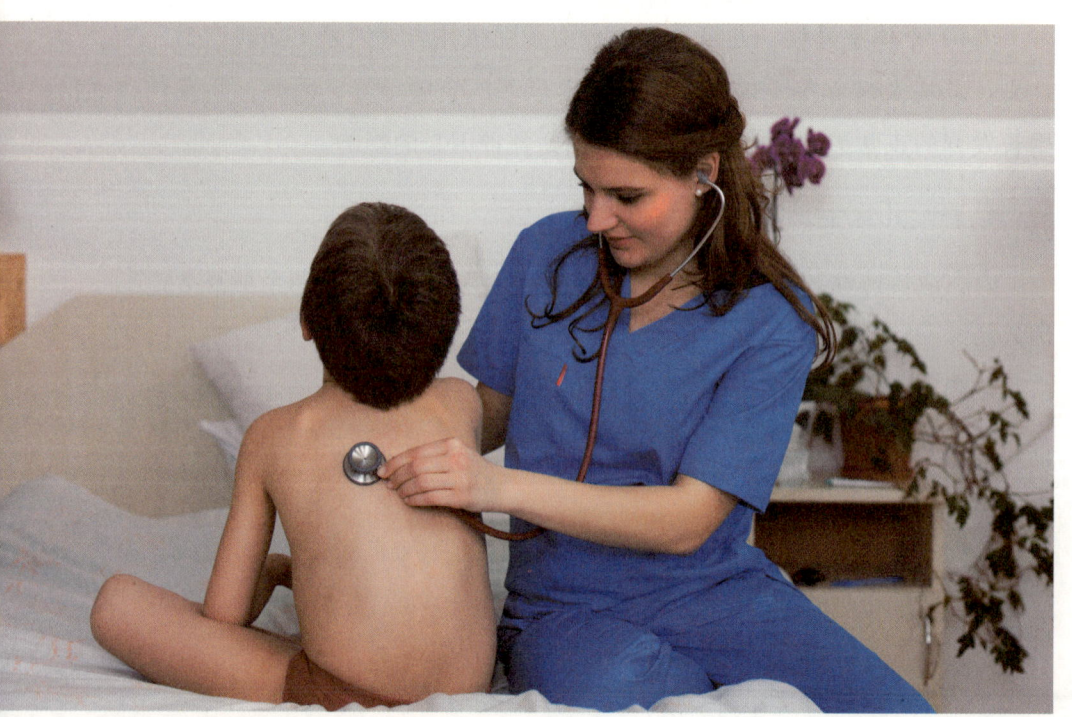

育情况；小儿的动作、行为、各种反射，了解其精神发育情况；必要时做一些化验检查和物理检查，如血、尿、粪、肝、肾功检查，X 线、B 超等。

（2）体格生长常用指标及测量方法。

①体重：体重是判断小儿生长发育的重要指标，于进食后 2 小时测量为佳。新生儿平均出生体重为 3 千克，生后第一周内可有暂时性体重下降（生理性体重下降），为原来体重的 3%～9%，常于生后 7～10 天恢复到出生体重。以后体重增加很快，年龄越小，增长越快。前三个月每月平均增加 700～800 克，乃至 1 千克；4～6 个月每月增加 500～600 克，前半年是生长发育的第一高峰。6 个月后体重增长减慢，平均每月增长 300～400 克。1 岁时达出生体重的 3 倍（9 千克），2 岁时达 4 倍（12 千克）。2 岁后到 11～12 岁前，每年体重稳定增长 2 千克。进入青春期前体格生长又加快，体重每年可增 4～5 千克，持续 2～3 年，青春期是体重增长的第二个高峰。常用以下公式估算小儿体重。

1～6 个月：体重（千克）= 出生体重（千克）+ 月龄 ×0.7（千克）

7～12 个月：体重（千克）= 出生体重（千克）+ 6×0.7（千克）+（月龄 –6）×0.4（千克）

2～12 岁：体重（千克）= 年龄 ×2（千克）+8（千克）

评价儿童生长发育状况，最好能连续定期监测，如发现孩子体重不增或增长过多，及时去医院检查。

②身长（高）：身长（高）是指从头顶到足底的全身长度，3 岁以下卧位测量身长，3 岁以后站位测量身高。

新生儿出生时平均身长为 50 厘米，年龄越小增长越快，出现婴儿期和青春期两个增长高峰。生后第一年平均增长约 25 厘米，上半年比下半年快，1 岁时达 75 厘米；第二年增长速度减慢，平均为 10 厘米，2 岁时达 85 厘米。2 岁以后平均每年增加 5～7.5 厘米。2～12 岁可按下列公式推算：身高（厘米）= 年龄 ×7 + 70（厘米）。身高个体差异较大，一般低于正常身高平均数的 30% 为异常。

③头围：采用软尺测量。经眉弓上方、枕骨结节，紧贴头皮绕一周的长度。出生时平均为34厘米，6个月44厘米，1岁46厘米，2岁48厘米，5岁50厘米，15岁54～58厘米（接近成人）。头围反映儿童脑颅的发育程度。

④胸围：软尺沿乳头下缘水平（乳腺已发育的女孩沿第四肋间）绕胸一周，测量吸气和呼气时的长度，取平均值为胸围。出生时平均为32厘米（比头围小1～2厘米），1岁时与头围大致相等，1岁以后胸围超过头围，差数（厘米）约等于岁数－1。显著的胸廓畸形见于佝偻病、肺气肿和先天性心脏病。

⑤囟门：前囟为顶骨和额骨边缘交界处形成的菱形间隙，出生时1.5～2厘米（对边中点连线长度），至1～1.5岁时闭合。后囟是顶骨和枕骨边缘交界处形成的三角形间隙，出生时很小或已闭合，最迟于生后6～8周闭合。囟门的闭合情况反映脑颅的发育，尤以前囟的检查更为重要。前囟早闭或过小见于头小畸形，晚闭或过大见于佝偻病、呆小病；前囟饱满反映颅内压增高，见于脑积水、脑炎、脑膜炎等疾病，而前囟凹陷则见于极度消瘦或脱水患儿。

⑥牙齿：人一生有乳牙（20颗）和恒牙（32颗）两副牙齿。小儿出生时无牙，一般于6个月（4～10个月）开始长出乳牙，12个月尚未出牙视为异常，2～2.5岁出齐。2岁以内乳牙数目为月龄减4～6。6岁开始出现恒牙，7～8岁后乳牙按长出的顺序逐个脱落，代之以恒牙。恒牙一般20～30岁出齐，共32颗，也有终身不出第三磨牙者。出牙时个别小儿可出现低热、流涎、睡眠不安、烦躁等反应。较严重的营养不良、佝偻病、呆小病、先天愚型等患儿，可有出牙较迟、牙质较差等情况。

⑦皮下脂肪厚度：用小卡尺测量。测量者用拇指和食指将测量部位皮肤和皮下脂肪捏起，捏时两手指应相距3厘米，把卡尺卡在捏起皮肤的两侧，测量其厚度，读数精确至0.5厘米。常测量上臂二头肌、背部、腹部皮下脂肪的厚薄，反映小儿营养状况的好坏。

第六章 新生儿护理与喂养

一、新生儿护理

1. 新生儿护理基本要素

（1）**保暖**：由于新生儿体温中枢发育不完善，体温调节功能不足，环境温度的高低能影响新生儿的体温。冬天环境温度过低，可影响新生儿的体温上升，低体温有碍正常的代谢和循环，故保暖十分重要。最好将室温控制在 25～28℃，湿度 55%～60%。热水袋用毛巾包好，放在被褥外身体两侧或足下。换尿布时动作敏捷，尽量少暴露。夏天风扇不要直接对着宝宝吹。要随着气候的改变、气温的高低，随时调节环境温度和新生儿的衣物。

（2）**喂养**：新生儿出生后即可让其频繁吸吮，不要强调定时喂奶。喂完奶后要将婴儿抱起来，直立上身拍拍背，使之打嗝，排出吸进胃内的空气，以防止吐奶。

（3）**预防感染**：保持室内空气流通、新鲜，每日探视人员不宜过多，勤换尿布，清洁会阴和臀部，皮肤皱褶处涂上植物油；脐带未脱落前避免沾湿或污染，每次换尿布时检查脐带。每天洗澡时，无论脐带脱落与否，均可用 75% 酒精擦净脐根部和脐轮凹陷部分。

2. 新生儿洗澡

新生儿的新陈代谢旺盛、皮肤娇嫩，勤洗澡可以保持清洁，防止皮肤细菌感染。尤其在炎热的夏季，应每天为新生儿沐浴 1～2 次。

喂奶后 2 个小时内不宜洗。沐浴前先准备好洗澡用品，如包裹用的大毛巾、换洗衣物、尿布等；脐痂未脱前，还要备好消毒棉棒和 75% 酒

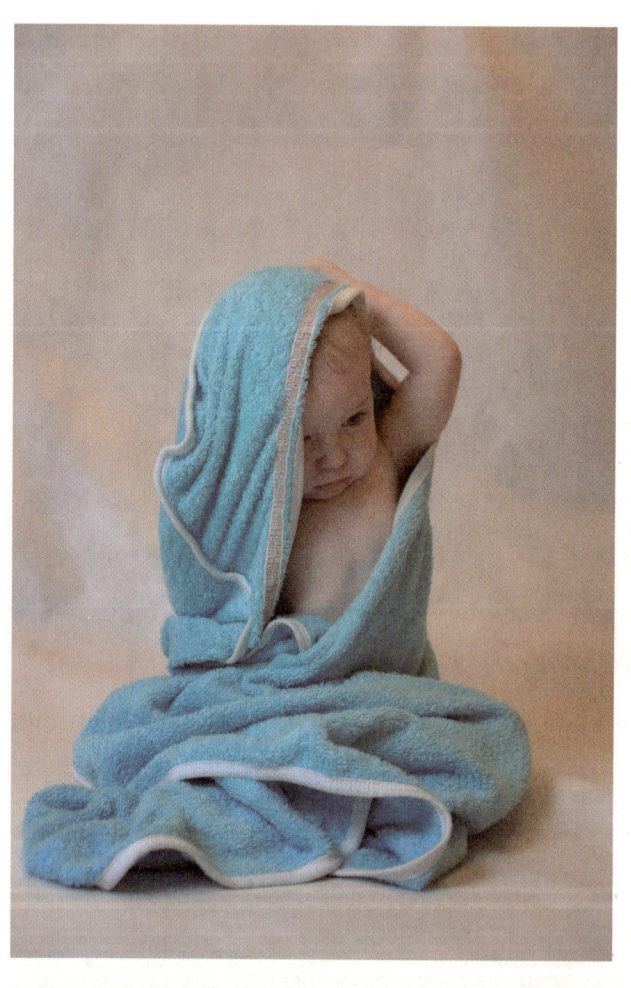

精。室温宜保持在23～26℃，水温37～40℃（以手腕内侧测试温度，不凉不烫即可）。帮宝宝脱衣后，用大毛巾包住身体，以手托住头部，手臂托住身体夹于腋下，先用毛巾浸润清水洗脸，一般不用肥皂。洗头时一手托住婴儿的头，同时用大拇指和中指把宝宝的耳朵向前轻压，以避免耳朵进水。另一手涂上婴儿洗发精，以旋转动作轻擦，再以清水冲洗干净。

解下包裹宝宝的大毛巾沐浴，注意在宝宝脐痂未脱落之前，不可将躯体全部放在水中，以免弄湿脐部。先洗上半身和上肢，再洗下肢、下腹和臀部。将肥皂抹在毛巾上，再用毛巾擦抹宝宝。洗完澡后将宝宝放于大毛巾上，轻轻拭干全身，颈部、腋窝和大腿根部涂少许爽身粉，脐部可用消毒棉签蘸上75%酒精擦拭，穿上衣服。每次给宝宝洗澡时间不能过长，一般5分钟足够。

3. 新生儿打包

有不少家长喜欢把宝宝的胳膊、腿伸直，然后用包布或被子把孩子紧紧地包起来，甚至还在包的外面再捆上几道，怕因孩子乱蹬被子而受凉，抱起来也方便，不会发生意外。岂不知这样做对孩子的生长发育是非常有害的，一方面由于限制了四肢的活动，使孩子的肌肉、关节得不到活动，不利于神经、肌肉的发育；同时神经得不到有效的刺激，可影响大脑的发育；捆包过紧还可影响孩子的呼吸和胸廓的正常发育。最简单理想的方法是给孩子穿上合适的内衣，包好尿布，盖上较为宽大的被子即可，被子的厚薄可根据室内温度进行选择。这样孩子可在被子下面伸胳膊、踢腿，自由地活动。

4. 正确怀抱新生儿

抱新生儿时，以一手托住头颈部，另一手托住臀部后就可将孩子抱起。可将孩子侧卧抱于自己的胸腹前，也可将宝宝以直立的姿势抱于怀中，以侧抱为宜。由于新生儿肌肉力量弱，不足以支撑头和躯体，所以无论用怎样的姿势抱婴儿，都要托住婴儿的头颈部。另外，经常变换姿势也是有必要的，尤其不要总是以一侧的单向姿势抱宝宝，以免婴儿的骨骼发育不正常。

5. 给新生儿换尿布（尿裤）

凉爽的季节可以给孩子穿一次性纸尿裤，方便省力，但要勤换，价格较贵，所以很多人选择使用尿布。尿布应事先准备好（以旧棉布最好，要柔软、干净），取两块尿布分别叠成长方形和三角形，将长方形尿布放在三角形尿布上，呈"T"字形，叠好后放在床边备用。若孩子有哭闹大小便时，取尿布塞在婴儿臀下，将上面长方形尿布盖住会阴部，再将三角形尿布的3个角在会阴部上方系在一起，在孩子臀部的上、下两面各垫一块小棉垫子。既可保证孩子能自由舒服地伸腿活动，又能避免尿湿被褥。孩子尿布要勤换，否则，大小便长时间会刺激会阴部皮肤，引起尿布疹；孩子大便后，换用新尿布前，应用柔软的温湿尿布将会阴部擦洗干净，并保持局部干燥；动作要迅速，特别是在冬季，以免孩子受凉。

6. 预防接种

卡介苗自问世以来，已应用60余年，国内外大量的资料证实，其免疫效果是肯定的，可以预防结核病。由于胎儿时期不能通过胎盘获得免疫，新生儿出生后即是易感者，所以新生儿出生后24小时即应初种。城市儿童应于7周岁加强免疫一次，农村儿童于7、12周岁各加强免疫一次。

我国是病毒性肝炎的高发区。据1985年的调查，乙型肝炎的人群总感染率高达60%，构成乙型肝炎传染源的表面抗原携带者约占10%。婴儿期抗原阳性率增长最快，在乙型肝炎的高发区，有1/3的婴幼儿是因母婴垂直传染的。新生儿感染乙型肝炎病毒（分娩期接触母血、分泌物等极易受染），90%可成为乙肝表面抗原携带者。为保护儿童健康，提高人口素质，预防和控制乙肝的传播，我国政府决定对全体新生儿进行乙肝疫苗的接种。

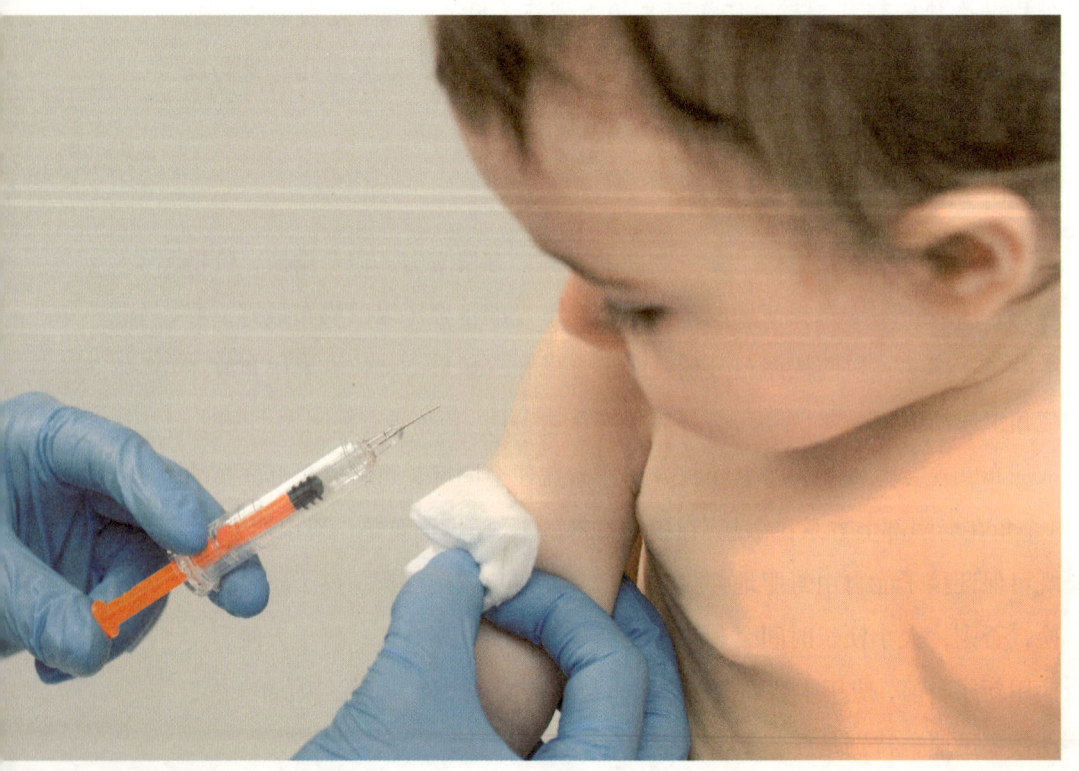

我国研制的乙型肝炎血源疫苗已达国际先进水平，经多年来人群免疫接种试点证明，对于预防乙型肝炎具有显著效果，并建立了明确的免疫方案。乙肝疫苗虽然是血源性疫苗，但它不会有传染性的病毒颗粒，只含病毒的外壳蛋白，注入人体后可产生相应的抗体，可以抵抗再次入侵的病毒，在医学上叫做主动免疫。经纯化、灭活及一系列物理、化学方法处理，疫苗本身绝不会引起感染乙肝，也无任何副作用，是安全有效的预防手段。自1992年1月1日起，我国在新生儿中普遍进行乙肝疫苗预防接种。

7. 预防新生儿肺炎

肺炎是新生儿时期的常见病之一，早产儿易患，新生儿肺部感染可发生在产前、产时或产后。产前如果胎儿在宫内缺氧，吸入羊水，一般在出生后1～2天发病。如果早期破水、产程延长，或在分娩过程中胎儿吸入污染的羊水或产道分泌物，亦可使胎儿感染肺炎。婴儿出生后如果接触的

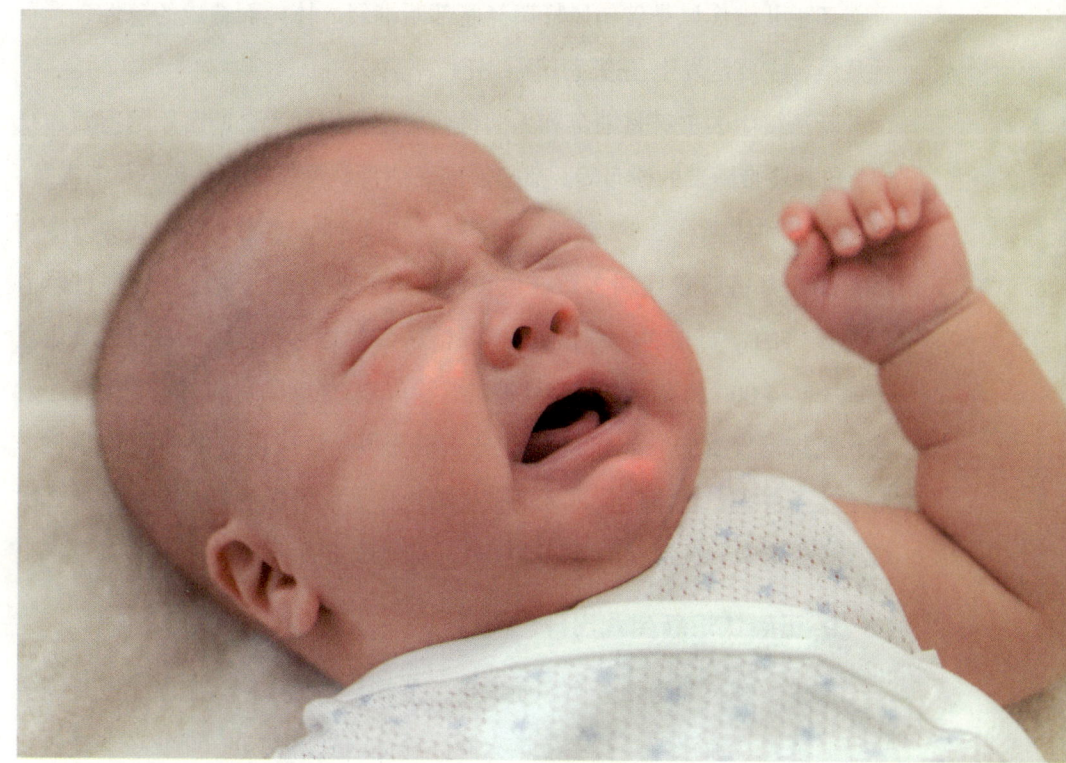

人中有带菌者，也很容易受到感染。另外，也可能由于败血症或脐炎、肠炎，通过血液循环感染肺部而引发肺炎。

新生儿肺炎一年四季均可发生，夏天略少。新生儿肺炎与幼儿肺炎的症状不完全一样，一般不咳嗽，肺部湿啰音不明显，体温可不升高，主要症状是口周发紫、呼吸困难、精神萎靡、少哭或不哭、拒奶或呛奶、口吐泡沫。轻度肺炎在门诊可以治疗，吃点抗生素或打几针青霉素即可痊愈。重症肺炎必须住院治疗，患儿食欲较差，吃得很少，可通过静脉点滴输液来补充能量。

预防新生儿肺炎，要治疗孕妇的感染性疾病。临床上应严格消毒，避免接生时污染；禁止患有呼吸道感染的人看望新生儿；产妇患有呼吸道感染时，必须戴上口罩再接近孩子。

8. 预防新生儿破伤风

新生儿破伤风是破伤风杆菌经脐部断端侵入体内而造成的急性、严重性感染，主要是发生在边远山区，死亡率高。

新法接生的关键是消毒和无菌操作。接生者的手，断脐用的剪刀、线绳，包扎脐带断端的纱布等，都必须彻底消毒。遇有急产或来不及消毒时，可将剪刀和线绳在2.5%碘酒中浸泡1～2分钟，或用火焰烧红剪刀冷却后再用，并将脐带残端多留一段，以便进一步处理。对已经处理过但消毒不严密的，要在24小时内剪掉保留脐带的远端，近端用3%过氧化氢液或1∶4 000的高锰酸钾溶液冲洗，涂以2.5%碘酒。同时给新生儿注射破伤风抗毒素1 500～3 000单位或抗破伤风免疫球蛋白75～250单位。对卫生条件差，还不能保证无菌接生的地区，于妊娠晚期给孕妇注射2次破伤风类毒素，两次间隔1～2个月，有过敏史者不能用。

9. 正确认识新生儿出汗

大多数家长都为孩子多汗而发愁，尤其是当孩子刚入睡时，或是满头大汗，或是汗流浃背，甚至湿透衣服。更令人费解的是，即使在冬季，新生儿仍会出很多汗。众所周知，汗是由汗腺分泌的，汗液的多少，与汗腺的发育情况和机体自主神经兴奋性的高低有关。其实，小儿出汗多是一种正常的生理现象，入睡后不久即出汗，即上半夜出汗多，下半夜出汗少。因为刚入睡时，小儿的交感神经还处于兴奋状态，出汗较多；待深睡后，交感神经受到抑制，出汗量逐渐减少，这是正常现象。

盗汗则是病理性出汗，新生儿表现为安静状态下也出汗，晚上入睡后出很多汗，醒后汗止。盗汗多见于交感神经兴奋性增高的疾病，如活动性佝偻病、结核病、甲状腺功能亢进、先天性心脏病等。

有些小儿出汗仅限于额部、鼻部，除与交感神经兴奋性较高有关外，还可能与遗传因素有关。一般孩子进入青春期后，多汗现象可自然消失。父母要区别小儿多汗是病理性的，还是生理性的，属"盗汗"则及时就医。如为生理性多汗，则不必担忧，只需做好小儿的日常护理工作。平时着衣要适度，不要"捂"。睡觉时也不要盖得太多，出汗后要及时用干毛巾擦干。

二、新生儿喂养

1. 母乳喂养

（1）**母乳喂养优点**：母乳中含有婴儿生长发育所需的营养素，如蛋白质、脂肪、糖类、矿物质和维生素等。母乳中还含有许多免疫成分，是预防婴儿呼吸道和消化道感染的重要物质。在母乳充足的情况下，婴儿在4～6个月不需要添加任何食品，只要有充足的阳光照射，单靠母乳喂养就能保证婴儿生长发育的需要。

（2）**母乳喂养方法**：

①哺乳时间和次数：可以简单概括为"三早"：早接触、早吸吮、早开奶。新生儿断脐后，医护人员协助婴儿趴在母亲胸部，实行皮肤"早接触"。10～15分钟后，婴儿会自动地开始吸吮奶头，这叫"早吸吮"，

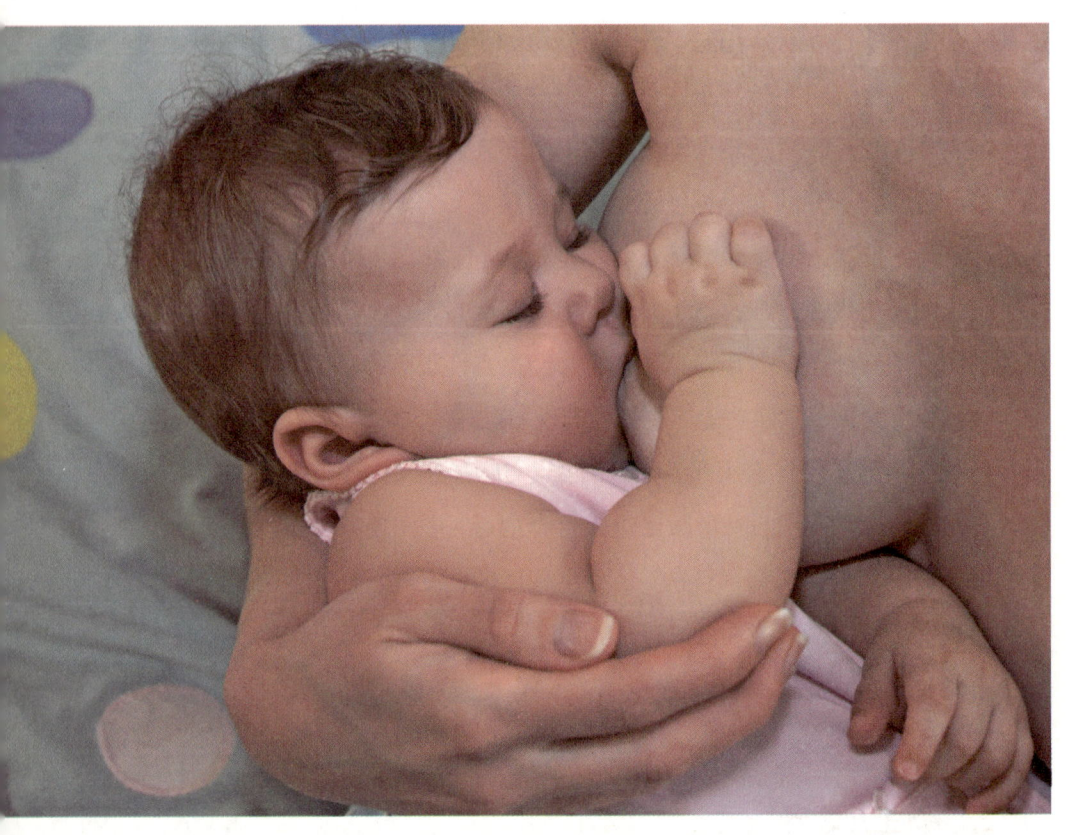

半小时后再次喂奶称"开奶"。"三早"对刺激妈妈泌乳有着重要作用。世界卫生组织和联合国儿童基金会对母乳喂养作了规定：产后30分钟抱奶，且抱奶愈早愈好，同时要实行母婴同室同床，以对婴儿按需喂养、不定时、不定量为哺乳原则，以保证婴儿能够吃最珍贵的初乳。

1～2个月婴儿的哺喂次数按需要而定，以后可根据小儿睡眠规律每2～3小时一次，逐渐延长到3～4小时一次，昼夜共6～7次，4～5个月可减至5次。每次哺乳需15～20分钟，根据婴儿吸吮能力适当调整时间。

②哺乳方法：喂哺前，婴儿换尿布，母亲洗净双手，用温开水清洗乳头。哺乳姿势有坐式、卧式和环抱式3种，最常用坐式哺乳。母亲坐在一个舒适的椅子上，脚踩小凳，或在自己耻骨与孩子接触的地方放一软垫，这样

可减轻用于支撑孩子的力量。将孩子的头放在自己的肘部，用另一只手的食指和中指（或拇指和食指）按压乳头，使乳房组织稍稍后移，婴儿可以很容易地将乳头含到嘴里吸吮。有时需要用手指按住乳房，离开婴儿的鼻孔，以便婴儿呼吸。

哺乳可采取不同的姿势，重要的是体位舒适和全身肌肉放松，这样有助于乳汁排出。哺乳时，无论怎样抱婴儿，都必须使婴儿的头和双肩朝向母亲的乳房，嘴处于乳头水平的位置。

哺乳的全过程保持婴儿的头和颈略微伸张，以免鼻部受压而影响呼吸。母亲应将整个乳房托起哺喂。当婴儿呛奶时，母亲用食指和中指夹住乳头，控制奶流。

（3）哺乳期注意事项：哺乳期间，母亲应注意营养、睡眠充足，保持精神愉快。①注意卫生，每次哺乳前洗手，用温开水清洗乳头、乳晕（不要用肥皂洗）。乳母感冒时应戴口罩。②除小儿吃药等特殊情况外，一般不喂水，特别是哺乳前不可先喂水。③先喂一侧乳房，被吸空后再喂另一侧乳房，下次哺乳时轮换先后次序。每次哺喂 10 ~ 20 分钟。④产妇哺乳后，为使小宝宝胃内的气体排出，应将其抱起来，头靠在自己肩上，轻轻拍儿后背，听到打嗝后再将其放下。取右侧卧位片刻，防止溢奶。⑤哺乳中要注意观察小儿的表现，如刚吃几口就睡着了，可以捏捏宝宝的耳朵，唤醒他，不要养成含奶头睡眠的习惯。⑥哺乳后要将乳房中的剩余乳汁排空，以利于下奶。⑦乳头皲裂，可用复方安息香酸酊或求偶素注射液涂抹，喂奶前将药液擦去，一般会很快愈合，不要因此停止哺乳，更不应回奶。⑧一般婴儿 10 ~ 12 个月时逐渐断奶。若遇夏季炎热或婴儿体弱多病，母亲体质好、奶量多者，可延至 1.5 岁。断奶前应逐渐增加辅食，减少哺乳次数。

2. 混合喂养

母乳不足或其他原因，需要添加牛、羊乳或其他代乳品喂养，称为混合喂养。

(1) **补授法**：每次哺乳完毕后，再添加牛乳或其他代乳品至婴儿吃饱。这种方法不减少吸吮次数，对刺激母乳分泌有利。

(2) **代授法**：在喂母乳的基础上，每日给予乳品或替代乳品多次，叫做代授法，可致乳汁分泌减少。

3. 人工喂养

母亲因各种原因不能哺喂婴儿，而用牛、羊乳或其他替代乳品喂养婴儿时，称为人工喂养。

(1) **常用的代乳品**：①鲜牛奶：在母乳缺少的情况下，可首选牛乳，但需调配，矫正其含酪蛋白多、不饱和脂肪酸少、含糖少、易污染的缺点，以利消化吸收。加水稀释，100 毫升牛奶加糖 5～8 克，煮沸 3～4 分钟。②全脂奶粉：不需煮沸，按重量 1：8 或按容积 1：4（1 匙奶粉加水 4 匙），开水冲调即可。③婴儿配方奶粉：成分接近人乳，适用于年幼儿喂养，但蛋白质性质与人乳仍有较大差别，且缺乏免疫因子。④羊乳：虽比牛奶易于消化，但含叶酸和维生素 B_{12} 较少，长期喂羊乳可导致营养性巨幼红细胞贫血。

(2) **人工喂养的护理**：出生后 1～2 周，新生儿可用 2：1 乳（奶 2 份，加水 1 份），逐渐增至 3：1 乳或 4：1 乳，1～2 个月即可喂全乳。一般按每日需要量计算，婴儿每日每千克体重需能量 420～504 千焦（100～120 千卡），每日需水量 150 毫升/千克，每 100 毫升牛奶加 8% 糖约供能量 420 千焦（100 千卡），故婴儿每日需 8% 加糖牛奶 100～120 毫升/千克，水分不足部分以开水、果汁等分次补充。以 3 个月婴儿体重 5 千克为例，每日需能量 462 千焦（110 千卡）×5=2310 千焦（550 千卡），全天需奶量即 550 毫升；每日需水量 150 毫升/千克 ×5=750 毫升，除牛奶外，每日尚需供水 750 毫升 −550 毫升 =200 毫升。全日奶量、水量可分次喂给。

(3) **注意事项**：①乳品调制浓度不可过稀或过浓，量不可过多或过少，以免引起婴儿营养不良，或消化功能紊乱而致腹泻。②配乳及哺乳前须洗

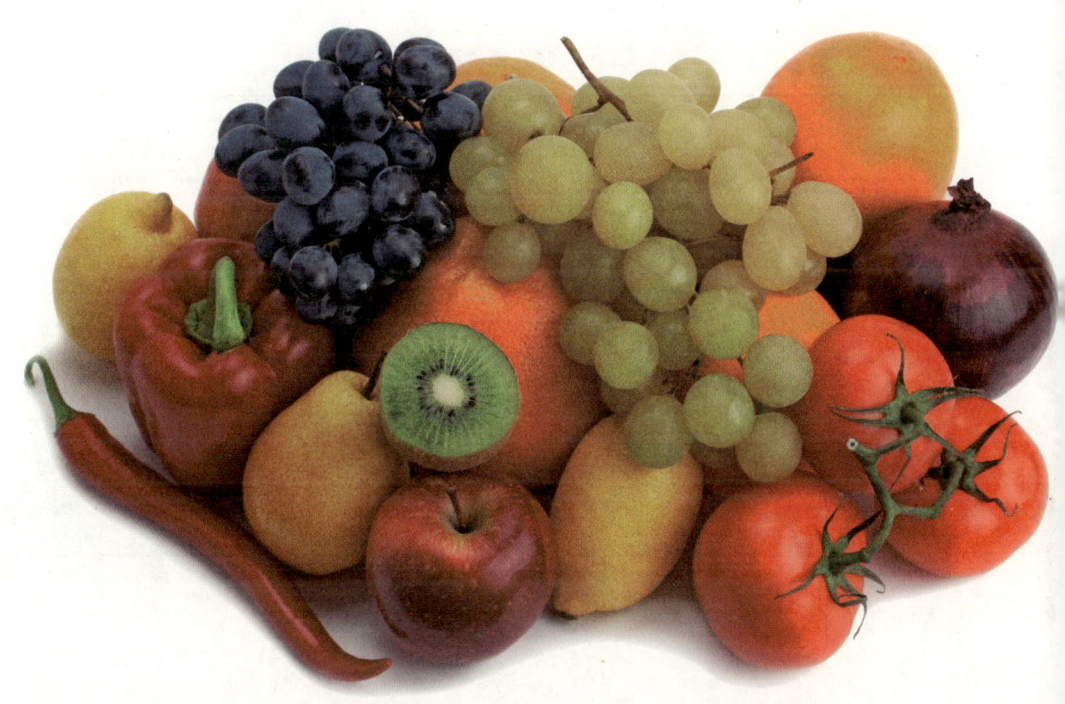

净双手,用具要清洗干净,煮沸消毒。③配乳量适中,剩余乳汁不宜下顿再喂,以免变质。④母乳喂哺婴儿为佳,这可使母亲与婴儿亲密接触,有利于婴儿心理发展。

4. 辅食添加

随着婴儿的增长,消化功能逐渐成熟,营养素和能量需要增多,需添加辅食,也为断奶打基础。

(1)**添加原则**:①从少到多:使婴儿有一个适应过程,如添加蛋黄,开始每天吃1/4个;3~4天无不良反应,可增至1/2个,逐渐增至每天1个。②从稀到稠:如先从米汤开始,无不适,改为米糊,再到固体食物。③从细到粗:如从青菜汁到菜泥、碎菜,以适应孩子吞咽及咀嚼能力。④从一种到多种:食品种类习惯了一样再加另一样,不能1~2天内增加2~3种。⑤患病期间不添加新的辅食。

（2）**辅食添加顺序**：如表1所示。

表1　　　　　　　　　婴儿辅食添加顺序

月龄	添加的辅食品种	供给的营养素
1~3个月	鲜果汁、青菜汁、鱼肝油制剂	维生素A、C，矿物质，维生素A、D
4~6个月	米糊、稀粥、蛋黄、鱼泥、豆腐、动物血、菜泥、水果泥	动植物蛋白质，铁，维生素A、B、C，纤维素，矿物质
7~9个月	烂面、饼干、烤馒头片、鱼、蛋、肝泥、肉末	动物蛋白质，铁，锌，维生素A、B
9~12个月	稠粥、软饭、挂面、馒头、面包、碎菜、碎肉、豆制品、带馅食品	热能、维生素B、矿物质、蛋白质、纤维素

第七章　儿童常见病

一、儿童就诊常识

在我们国家，家庭医生模式没有普及，大部分家长不能方便地和医生交流孩子的情况，在孩子不舒服时只有到医院就诊。由于家长不熟悉医学常规，很多医院服务缺乏便利性，家长常常会多花时间和费用。为了提高就诊的效率和效果，家长了解一些就诊的技巧会很有帮助。

1. 由熟悉孩子情况的人带去就诊

孩子到医院就诊的时候，医生需要详细询问孩子生病前后的一些情况，帮助诊断。如果熟悉孩子情况的家长不方便来医院，带孩子来就诊的家长需要先自己弄清楚孩子的情况，并且保持通讯通畅，以便需要时能方便地询问。

2. 记得孩子的用药史

了解孩子曾经用过的药物，对于判断病情变化和下一步用药都有帮助。如果有可能，带上药品包装就诊，以便需要时给医生查看。

3. 带上先前的病历和检查结果

家长带孩子就诊时带上病历和检查结果，方便医生参考。如果孩子曾经住过院，记得带上住院小结，也就是医生写的孩子病情介绍和住院经过。带上孩子重要的检查结果复印件，以及X线片、CT或磁共振片。

4. 选择正规医院

正规医院、大医院往往存在挂号难、看病难、费用贵的问题，有些父母为了图方便，干脆带孩子到附近的小诊所看病。这些小诊所不但在实力上无法和正规医院相比，也缺乏必要的制度和监管保障，治疗效果完全看医生的医术和职业道德水准。

5. 选择正确的科室和医生

家长带孩子到医院就诊时，首先选择的科室是儿科。因为一般婴幼儿的病情比较复杂而且多变，对儿科医生的诊疗水平要求也比较高（一般儿科医生要具有3年基本儿科和2年专科的实习经验）。有些家长认为找教授或专家看病是最好的，但实际上像感冒、咳嗽、腹泻等常见问题，普通医生一样可以看得好。

如果是哮喘、癫痫、甲亢、矮小等特殊疾病，最好是找专科医生看，例如，小儿哮喘要找呼吸或哮喘专科的儿科医生，癫痫找小儿神经的专科医生。不过这里是指的是儿科的专科，而不是成人的专科。因为同样的疾病，孩子和成人的诊断和治疗有很大不同。

对于综合医院而言，儿科实际上是指儿内科，因此，如果怀疑孩子是外科、骨科、耳鼻喉科、眼科或皮肤科的问题，<u>应该到相应专科就诊</u>。

6. 尽量向医生说清楚病情

医生需要了解的内容：发病时间、主要症状、病情的变化过程，如孩子四肢是否活动自如，颈项是否发硬；神志是否清楚，有没有烦躁不安、哭闹、嗜睡现象；咳嗽是干咳，还是有痰；呕吐是溢出性的，还是喷射状的，等等。

孩子的体温，向医生说明是什么时候测的体温，测过几次，最高多少度，还要说明孩子发热有没有规律性，有没有抽搐等伴随症状。

孩子的大小便情况，如大小便的颜色、次数、形状、气味等，有没有脓血。

孩子的饮食情况，如有没有厌食，食量有没有变化。饮水量的增减，有没有吃过不洁食物、剩饭菜等。

孩子的睡眠变化，如睡眠时间、睡眠方式的变化，睡眠中有无惊叫、哭泣。

以前的就诊经历，做过什么治疗，吃过什么药，剂量多少等等。孩子的病史、用药史、药物过敏史。家族中有无遗传病、传染病史等等。

给孩子采取必要的防护措施：如呼吸道传染病流行时，父母给孩子戴上口罩。在医院候诊时，尽量离呼吸道传染病患者远一些。

7. 采取措施让孩子愿意配合医生

措施一：平时不要用看病和打针恐吓孩子。有些家长在平时孩子不听话时会吓唬孩子，"再不听话就带你到医院去打针"，那么真正去医院的时候孩子感到害怕就不奇怪了。

措施二：用游戏和故事帮助孩子理解看病。例如，小兔子汤姆中的"汤姆住院"，用医生工具箱玩具帮助孩子熟悉看病的过程，他们就不会那么害怕了。

措施三：准备好玩具和图书，在候诊时让他们有事可作。

8. 搞清用药方法

家长拿到药物后不要急急忙忙离开医院，要搞清楚用药时间、剂量、方法，可以询问医生。

二、新生儿常见病

1. 新生儿呕吐

新生儿胃容量小，呈水平位，发育不完善，容易发生呕吐。新生儿急性呕吐可使体内水和电解质丢失，超过一定量会导致脱水和酸中毒。长期呕吐影响营养吸收，可引起营养不良。呕吐物被吸入呼吸道，会发生窒息。

（1）溢奶：人进食时免不了要吞入少量空气，但成人和儿童胃的上部不是平的，有一个膨隆。进入胃的空气，恰好存在这一膨隆部位。当人打嗝时，空气通过贲门、食道和口腔而被排出，食物不会被带出来。新生儿由于胃发育不完善，胃底平直，缺乏这一膨隆结构，空气随食物进入胃后，易发生呕吐，称为溢奶。溢奶常为吃奶后少量奶汁从口角流出，并不伴随其他症状，也不影响婴儿营养，不需特殊处理。

注意不要在婴儿哭闹后立即喂奶，因为哭闹能吞入空气，易导致溢奶。不要让婴儿吸吮空奶瓶，更不要用吮吸奶头的办法哄孩子。喂奶后可将孩子竖着抱起，伏在大人肩头，轻拍背部，如能打出饱嗝，就能防止溢奶。

（2）喂养不当：新生儿和婴儿因喂养不当引起呕吐很常见，量多时可呈喷射状。如果吐奶量太大，可影响生长发育。呕吐主要原因是喂奶、喂水或辅食吃得太多，或者吞入空气太多；母亲乳头内缩，或奶瓶的奶头穿孔太小，小儿因吸不出奶而咽下太多空气；或者用奶瓶喂奶时，奶液未充满奶嘴，小儿咽入空气过多，引起呕吐。当孩子发生呕吐时，首先要排除其他消化系统疾病，如确定是由喂养方面的原因造成，可调整喂养方法，不要一次进食过多。喂奶后处理方法同溢乳。

（3）吞入羊水和颅内出血：初生24小时内新生儿吐黏痰，有时带血丝，这是生产时吞下羊水所致，一般不严重，有时持续呕吐，用生理盐水洗胃常能奏效。新生儿颅内出血常有生产时窒息、青紫或产伤病史，除有呕吐外，还有嗜睡、昏迷及呼吸不规则、苍白、尖叫和抽风等一系列神经系统症状，需住院治疗。

（4）消化道缺陷：①先天性食道闭锁：患儿生后唾液特别多，初次进食，吞一两口后就有呕吐、呛咳，甚至窒息，每次进食反复发生。②胃食管反流：常溢乳或吐奶，多发生于喂奶后放回卧位时，重者可呕血，立位可减轻。③肥厚性幽门狭窄：一般患儿在出生后多无症状，常于生后2～3周才开始呕吐，以后随幽门梗阻加重，呕吐频繁，几乎每次喂奶后都吐，逐渐变为喷射状。患儿的食欲不受影响。大多数病儿可于上腹中偏右部位，摸到枣核大小可以移动的肿块。④肠闭锁：一般以呕吐为主要症状，生后很快出现持续性呕吐，吐出物为液体、奶、胆汁，如闭锁位置低，还可吐粪汁，生后只排少量胶冻样大便，而一直无正常胎粪，晚期腹胀。⑤胎粪性腹膜炎：出生后即呕吐，呕吐物中可有少量胎便，并有明显腹胀，甚至腹壁红肿。腹部 X 线片可确诊。⑥贲门松弛症：于生后即吐奶，逐渐加重，平卧时更易呕吐。病儿食欲一般较好，呕吐也不费力。⑦食道裂孔疝：于生后 1 周至 1 个月出现呕吐，呕吐物除奶外，可有黏液和棕红色的血。坐起时呕吐可减轻，体重不增，并出现贫血。

以上消化道疾病须影像学检查才能确诊，住院手术治疗。

（5）**感染性疾病**：脑膜炎、败血症、坏死性小肠结肠炎、肝炎、尿路感染、上呼吸道感染、肺炎等疾病均可引起呕吐，及时就诊。

2. 新生儿啼哭

人们常常以"呱呱坠地"来形容孩子的诞生，正是哭声宣告一个小生命来到世间。胎儿是通过胎盘由母亲供给氧气，一旦出生，这条通路被切断，孩子就靠自己的肺呼吸了。第一声哭表示肺已张开，我们可以通过哭声大小来衡量新生儿的成熟程度，足月产的婴儿哭声洪亮，而早产儿的哭声弱小。我们还能从新生儿的哭声中发现疾病。有先天性心脏病的新生儿哭声弱小，有时声音发哑；孩子有呼吸系统疾病如肺炎、气管炎时，因为呼吸急促、浅弱，所以哭声弱小。孩子哭的原因很多，母亲应当学会理解孩子这种最原始的"语言"，每当听到孩子的啼哭声时，应了解其大致原因。

（1）**生理性啼哭**：临床特点为哭声有力、时间短暂、间歇期面色正常。①喂养不当，奶量不足或奶稀、浓度不够，孩子吃不饱，不到吃奶时间就哭闹；或机械地限制食量，形成供需矛盾；或因母亲乳头凹陷、吸吮困难，引起孩子哭闹。这种哭声由小渐大，不急不缓，很有节奏。如果给予喂奶哭声就会戛然而止，吃饱后就不再啼哭，有时还会露出笑容。②在大便之前，由于肠蠕动快也会引起哭闹。③孩子尿湿了，也会哭，这种哭声由小渐大，声音洪亮，但听起来并不刺耳，换尿布后哭声停止。④有的婴儿喜欢让大人抱，每当躺下就哭，抱起来就停止，这就是不良习惯造成的啼哭。⑤室温过高或过低，衣被过薄过厚等引起孩子不适，都可造成哭闹。

（2）**病理性啼哭**：临床特点为哭声剧烈，呈持续性或反复性，不能

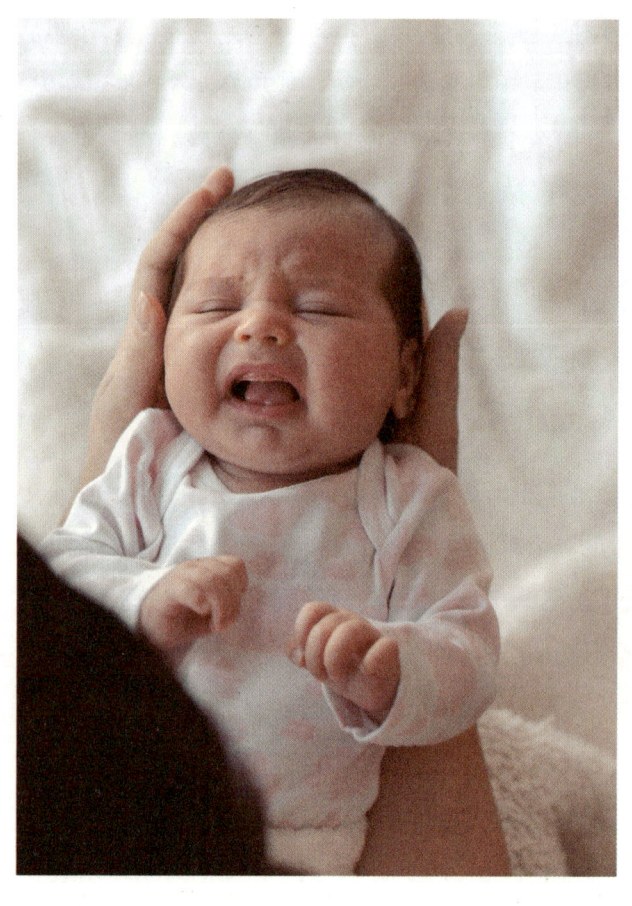

用进食、饮水、更换尿布等方法止哭。如孩子在腹部不适或腹痛时会哭闹、乱蹬，尖声高调的哭声听起来很刺耳，都说明有中枢神系统疾病。如最常见的新生儿颅内出血和脑膜炎，孩子精神不好、嗜睡、吐奶及眼神发直，及早就诊。

家长要及早发现孩子的异常，掌握正确的喂奶方法。如为人工喂养，调配奶粉时注意比例适当。奶过稀使蛋白质含量下降，长此下去会造成新生儿营养不良，甚至水中毒。奶过稠含有较多的矿物质，特别是钠盐，新生儿肾功能差，钠排不出去，会引起盐中毒，表现抽风症状。

居室保持空气新鲜和适宜的温度、湿度，禁止呼吸道感染者进入新生儿居室。母亲注意个人卫生和奶具的消毒，减少消化道的感染。新生儿穿着轻软的棉布衣服，不要有纽扣。洗浴时家长用力要轻柔，不要使用碱性过强的肥皂，避免皮肤损伤、细菌侵入。尿布要用吸水性强、柔软、对皮肤无刺激的棉织品。尿布要勤换、勤洗，否则，排泄物会刺激孩子的皮肤，轻者发红，出现尿布疹，重者可发生溃疡和脱皮。用过的尿布要常烫煮，进行彻底消毒，也可用一次性尿布。

新生儿感染是常见疾病，从轻症感染（如感冒）到最严重感染（败血症），其他的还有脐炎、口炎、脓疱疮、气管炎、肺炎、肠炎等，都应加强预防。

3. 腹泻

腹泻是新生儿常见的肠胃道疾病，主要是由于新生儿的免疫功能差，不能抵御细菌、病毒的感染而引起的。积食、过敏、感冒也会引起腹泻，父母一定要细心喂养。腹泻时，孩子的大便稀薄、水分多，呈蛋花样或为绿色稀便，严重者水分多而粪质少。如果母乳喂养的孩子精神好、吃奶正常、体重增长正常，每天大便 11～12 次都不属于腹泻；人工喂养的孩子每天大便 5 次以上，大便中出现鼻涕状黏液或含大量水分，就可以判断为腹泻。

喂养不当所致的腹泻，应在 1～2 天减少奶量或把奶液稀释为原来的 1/2～2/3，一般可以奏效。喂服妈咪爱和思密达，以调整肠道正常菌群，保护肠黏膜，止泻。腹泻时，父母应注意保护孩子的腹部，不要让孩子着凉，还可给孩子口服 ORS 补液。每次孩子大便后清洗肛门，勤换尿布，以防出现"红屁股"。如果孩子的大便有脓血，呈稀水样，每天达 10～20 次，伴有高热、嗜睡症状，及时就诊。

4. 便秘

正常新生儿起初每天大便 3～6 次，几周后减少到每天 1～2 次。如果孩子每 2 天才有一次大便，或大便干结、偏硬、发暗，就可能便秘了。

(1) 原因：①孩子饮食不当：由于配方奶中蛋白质的含量比较高，容易导致婴儿上火，大便干燥，所以，人工喂养的孩子容易发生便秘。②母亲饮食不当：母亲吃太多辛辣、燥热的食物，也会引起孩子便秘。③母乳不足：新生儿的消化道肌层发育尚不完全，如果吃奶太少或呕吐较多，就会引起暂时性的无大便。④疾病影响：肛门狭窄、先天性肌无力、肠管功能不正常、先天性巨结肠等疾病，也会造成新生儿便秘，及时就诊。⑤精神因素：孩子受到突然的惊吓，生活环境突然改变，也会出现暂时性的便秘。

（2）预防：①改善饮食：最好母乳喂养，如果实在没有条件，就要给人工喂养的孩子适量喝一些水或稀释的鲜榨果蔬汁，以增加孩子肠道内的纤维素量，促进胃肠蠕动、排便通畅。②培养孩子定时排便的习惯：到时间就适当帮孩子把便，以培养孩子的便意。③增加活动量：父母多帮孩子揉腹部，保证孩子每天的活动量，不要长时间让孩子独自待在婴儿床上。④药物治疗：适合婴幼儿的口服药物有妈咪爱、整肠生、金双歧片等，具体用法及用量应遵医嘱。⑤按摩通便：让孩子仰卧，手掌向下平放在孩子的脐部，以肚脐为中心由左向右旋转摩擦，按摩10次休息5分钟，再按摩10次。每天按摩3次。⑥外用药物通便：如果便秘十分严重，父母可使用开塞露、甘油栓为孩子通便，但动作一定要轻柔。

5. 病理性黄疸

大部分新生儿出生3～7天后会出现黄疸，大约持续1周后消失。如果孩子在出生后24小时内出现黄疸，程度重、发展快、消退晚，或消退后又重复出现，就可能是病理性黄疸，需要及时到医院治疗。

新生儿感染、胆道畸形、新生儿肝炎等是病理性黄疸的病因。病理性黄疸严重时可对新生儿神经系统造成损害，甚至致死的"核黄疸"，一定要加强防治。如果是母乳喂养，母亲要忌用含有氧化剂的药物，忌食蚕豆，忌与樟脑丸、厕所清洁剂等含萘的物品接触。尽早开奶，促进孩子胎便的排出。注意保持孩子皮肤、脐部及臀部清洁，防止破损感染。孩子用的衣服物品坚决不能接触樟脑丸或其他含萘的化学物质。出生时给孩子接种乙肝疫苗。绝不给孩子使用容易诱发溶血性贫血的氧化剂类药物。

给新生儿补充水分；婴儿房的光线不要太暗，以便观察孩子皮肤颜色的变化和精神状态。如果除黄疸外，还伴有少哭、少动、少吃或体温不稳定等现象，就要及时就诊。

6. 鹅口疮

鹅口疮又称"雪口病",是新生儿口腔黏膜感染白色念珠菌而引起的疾病,主要症状为口腔两侧上腭或舌头上长出类似奶块、稀粥残渣的乳白色斑膜,开始时为小点或小片状,逐渐融合成大片,严重时蔓延至咽喉后壁、食管、肠道、喉头、气管、肺等部位。鹅口疮初期不会疼痛,也不影响孩子进食,但不能任其发展,否则,会造成孩子吞咽困难、呛奶、呕吐、声音嘶哑、呼吸困难,甚至引起败血症、脑膜炎等严重并发症。

(1)病因:一是母亲的阴道中有白色念珠菌,分娩时胎儿在产道内被感染;二是母亲没有做好清洁卫生工作,喂奶时白色念珠菌通过不洁的乳头、奶瓶、奶嘴或手指传染给孩子。患鹅口疮的新生儿一般没有什么症状,所以平时不太容易发现。妈妈可以在孩子张开嘴笑或者啼哭时查看口腔,如果发现舌面或口腔黏膜上附着有乳白色的,像棉絮或奶块样的东西,并且不易擦掉,那么孩子就很有可能患了鹅口疮。

(2)预防:母亲在喂奶前、接触宝宝前洗净双手,杜绝致病菌的传播。保持乳头的清洁,每次哺乳后,母亲可挤出少量乳汁,涂在乳晕处,隔离

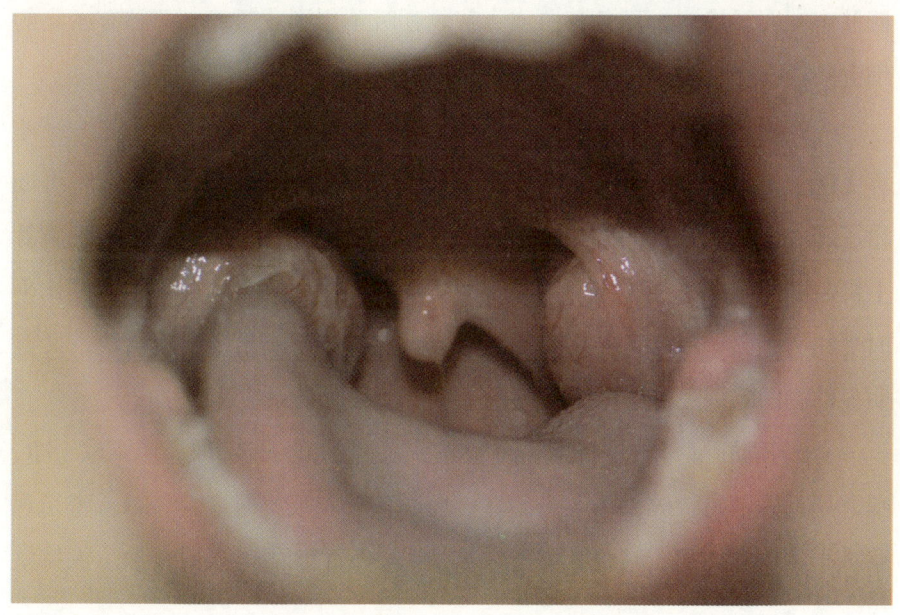

病菌。喂奶后给孩子喂几口温开水，冲去留在口腔内的奶汁，防止病菌滋生、繁殖。人工喂养婴儿的奶瓶、奶嘴充分清洗，定期煮沸消毒。婴儿用的毛巾等物品要与成人的分开，经常煮沸或暴晒消毒。

（3）治疗：治疗鹅口疮不要急着用抗生素，可先用棉签蘸些制霉菌素溶液（每10毫升冷开水中含20万单位制霉菌素）涂患处，或用2%～3%碳酸氢钠（小苏打）溶液为孩子清洗口腔，还可以涂些冰硼散或硼砂、甘油。每天涂3～4次，连续涂3～7天．一般即可治愈。同时补充复合维生素B和维生素C。一般治疗鹅口疮1～3天即可见效，但容易复发，再坚持用药3～4天。

7. 新生儿肺炎

新生儿肺炎是常见的呼吸道感染病，易引起呼吸衰竭、心力衰竭、败血症，一定不能掉以轻心。

（1）症状：早期表现口周发紫、口吐泡沫、呼吸快、鼻翼翕动、食欲不振、容易呛奶、精神萎靡、烦躁不安、腹泻等。重度肺炎表现呼吸急促，每分钟可达80次以上，鼻翼翕动（吸气时孩子的），呼气时呻吟，脸、四肢末端明显发绀，面色苍白或青灰，呼吸不规则或暂停，两肺有密集的细湿啰音。

（2）判断：①数呼吸：在孩子安静状态下数呼吸次数，一呼一吸才算1次，每次数1分钟。如果孩子每分钟呼吸次数≥60次，就说明可能得了肺炎。②观察胸凹陷：小于2个月的肺炎患儿吸气时，可以看到胸骨上窝、肋间隙和剑突下出现凹陷，医学上称为胸凹陷。这是孩子需要比平时更用力吸气，才能完成气体交换所致。如果孩子既出现呼吸增快，又有明显的胸凹陷现象，就说明已经患了重度肺炎，必须住院治疗。

（3）预防：父母护理新生儿前先洗手。新生儿的衣被、尿布应柔软干净，哺乳用具勤消毒。如果母亲患感冒，照顾孩子和喂奶时应戴口罩。密切观察孩子的体温变化、精神状态、呼吸情况，病情加重时及时就诊。保持室内空气新鲜，室温18～20℃，湿度50%～60%。及时清除孩子的鼻痂和鼻腔分泌物，保持呼吸道通畅。经常给孩子翻身，改变睡眠姿势或轻拍其背部（合并心力衰竭者除外），以利于排痰。除给孩子喂奶、喂水外，还可注射葡萄糖。不要用奶瓶喂奶，改用小勺喂。

8. "红屁股"

"红屁股"在医学上称为尿布疹或尿布皮疹，新生儿臀部皮肤出现成片红斑，甚至丘疹、水疱、脓疱。不及时更换尿布或尿布洗不干净，刺激性的氨就会长期刺激孩子皮肤，出现"红屁股"。

用细软、吸水性强的白色纯棉布作尿布。每次尿布尿湿后立即更换，不要用塑料布包尿布。孩子每次大便后用温水洗臀部和外阴部，轻轻擦干后，涂上护臀膏、凡士林。不要用热水和肥皂洗孩子的臀部。用喝剩的茶水为孩子洗臀部，不但有利于清除油腻，还有消毒、灭菌的功效。经常让孩子的臀部晒太阳。如果孩子臀部出现破皮，可用40瓦灯泡在孩子臀部30～40厘米高处照射20～30分钟，避免烫伤。

爽身粉吸水后容易结成颗粒，对孩子的皮肤有刺激作用。有些爽身粉含有铅、氧化镁、硫酸镁等，容易对孩子造成伤害。爽身粉还容易进入女婴的阴道、宫颈。所以，父母应少给孩子扑爽身粉。

9. 新生儿脱水热

新生儿脱水热是由于天气干热、室温过高所导致，多发于出生后2～4天。孩子体温突然升高，有时可达39～40℃，有的孩子会变得烦躁，甚至爱哭，前囟凹陷，口唇黏膜干燥，皮肤弹性较差，尿量减少，补充足量水分后体温会迅速下降。新生儿脱水热极易引起呼吸暂停、呼吸衰竭，甚至脑损伤。

（1）预防：将室温保持在22～28℃，不要给孩子穿得太多、太厚。如果母乳不多，两次喂奶间加喂20～30毫升温开水或5%葡萄糖水。

（2）护理：每2小时喂一次5%白糖水或葡萄糖水，每次喂

15~30毫升。如果孩子喂水有困难,可考虑静脉滴注补液。尽量实施母乳喂养。不要滥用退热药。发热或退热后48小时不要给孩子洗澡。高热不退(腋温≥40.5℃)或出现抽搐者,立即送医院救治。

10. 泪囊炎

一般孩子在8个月胎龄时鼻泪管开放下端开口,出生前完全畅通。如果孩子的鼻泪管因为下端的胚胎残膜没有退化而阻塞,或被上皮碎屑阻塞,无法排出的泪液淤积在泪囊里,被细菌感染后,就会出现泪囊炎。

(1)症状:典型症状为眼屎多和溢泪。泪囊炎如果得不到治疗,就会引起角膜炎、角膜白斑,导致孩子视力明显下降或弱视近视,还可能引起泪囊周围组织发炎或形成泪囊瘘,影响孩子的容貌美观。

(2)预防:如果发现孩子有泪囊流脓、结膜充血和眼屎增多等症状,尽快就诊。给孩子点眼药水,接触孩子泪囊区时洗净双手。

(3)治疗:①按摩治疗:孩子患泪囊炎初期,父母可用拇指指腹按住孩子的泪囊区,轻轻向鼻泪管方向推压,每次4~5下,每天2~3次,

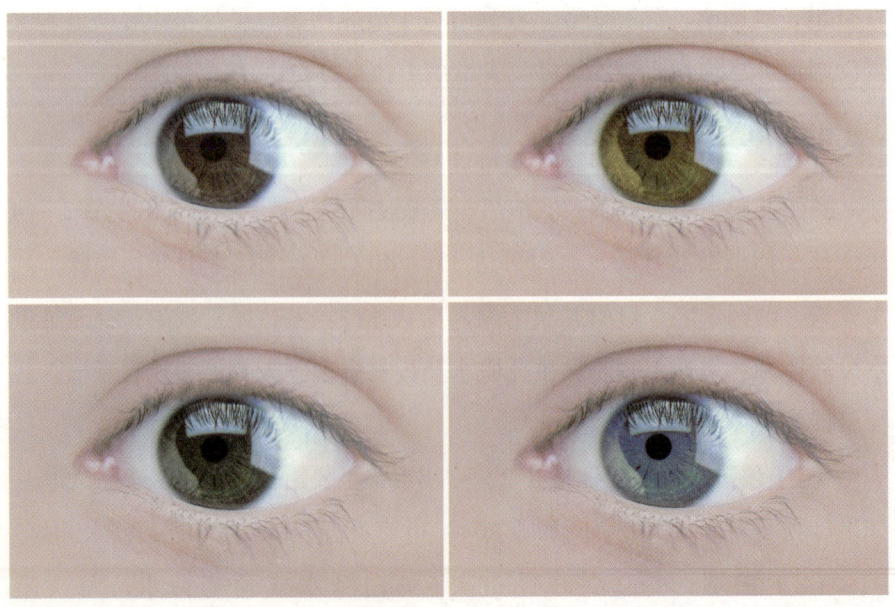

可减轻症状。②眼药水冲洗：单纯由鼻泪管闭塞引起的泪囊炎，可用眼药水冲洗泪道。父母可带孩子到小儿眼科，由医生为孩子冲洗。如果冲洗鼻腔有水溢出，或孩子有吞咽动作，则说明鼻泪道已经通畅。如果冲洗3次还不见效，就要通过手术进行探通。③泪道探通术：孩子满月后，父母可先用抗生素眼药水为孩子冲洗泪囊3～4天，然后带孩子到医院施行泪道探通术。泪道探通术最好在孩子出生后2～4个月时做，并需带孩子到正规医院求诊，以免引起意外。

11. 结膜炎

结膜是紧贴于人眼睑内并翻转覆盖在巩膜（白眼仁）表面的一层坚韧薄膜，可以防止异物伤害，但也会因为受到病毒、细菌的感染而发炎。金黄色葡萄球菌、流感杆菌、淋球菌、肺炎球菌、大肠杆衣原体（一种类似细菌的独立微生物群，引起孩子结膜炎主要为沙眼衣原体），都可以使孩子感染结膜炎。

患儿眼睑肿胀，结膜发红、水肿，伴有白色或黄白色分泌物（转为脓性所致）。开始孩子可能只有一只眼睛出现症状，很快另一只眼睛也会受到波及。如不及时治疗，可引起角膜炎。有的孩子还会产生后遗症，使视力受到影响。

家长先把手洗净，再用消毒棉签蘸上温开水（棉签不要太湿，以不往下滴水为宜），轻轻擦洗孩子眼部的分泌物。擦拭时注意一次用一个棉签，用过的就不能再用。用眼药水为孩子滴眼。先滴病情较轻的一侧，间隔3～5分钟再滴另一侧。孩子用过的物品（特别是毛巾、手帕）要进行消毒，严防交叉感染。勤给孩子洗手，注意不要让孩子在摸了患眼后，再去触摸另一只眼睛。

12. 腹股沟疝气

腹股沟疝气，是婴儿体腔内的小肠、输卵管、卵巢、睾丸等经体腔壁或腔内空隙脱出，在腹股沟处形成突出。父母在孩子的腹股沟处可以摸到肿块，甚至阴囊肿大，孩子表现哭闹、便秘、食欲不振、吐奶等症状。孩子大声啼哭、咳嗽、排便、排尿时，腹部压力会突然增大，非常容易发生疝气，父母一定要当心。

男孩睾丸是出生前才通过腹股沟管下降至阴囊的，如果下降后的腹膜鞘状突闭锁不全，就会形成比较大的空隙，出现疝气。所以，男孩患疝气的概率比女孩要高得多，是女孩的 5～10 倍。除少数孩子外，大部分腹股沟疝气不能自愈。随着病情的拖延，孩子的疝气包块还会逐渐增大，发生嵌顿（疝气包块被卡住而无法推回腹腔），引起肠管、输卵管等器官坏死。父母在发现孩子的疝气后，及时就诊。

不要将孩子的腹部裹得太紧，以免加大腹内压力；不要让孩子过早站立，以免肠管下坠；尽量少让孩子长时间大声啼哭；避免孩子便秘，不要让孩子用力解大便，以免诱发疝气。

13. 湿疹

湿疹又称奶癣，是由遗传、过敏等因素引起的皮肤炎症。开始时为散发或群集的小红丘疹或红斑，主要出现在新生儿的两颊、额部和下颌部。随着病情的加重，孩子的皮肤会出现水疱、脓疱、黄白色鳞屑及痂皮（有渗液、糜烂、潮湿等现象），可扩展到孩子的胸部和四肢。痂皮脱落后会露出糜烂面，愈合后成红斑。数周至数月后，水肿、红斑开始消退，糜烂面逐渐消失，孩子的皮肤会变得干燥，并出现少量薄痂或鳞屑。湿疹会引起剧烈的瘙痒，使孩子经常哭闹、烦躁，尤其容易在夜间发作，影响孩子的睡眠。

（1）**避免过敏**：避免让孩子接触可能导致过敏的物品，旧报纸、杂志等容易积尘的物品要移出室外，地毯、填充玩具也应少接触，家中最好不要养宠物。

（2）**调整饮食**：人工喂养的孩子如果对牛奶过敏，选择专门的低敏奶粉。

（3）**母亲忌口**：如果孩子对母乳过敏，母亲应禁食鱼、虾、蟹等。

（4）**洗浴**：父母最好不要用热水和肥皂给孩子洗脸、洗澡，也不要减少洗脸和洗澡的次数，应该用温水和偏酸性的洗浴用品为孩子清洁皮肤，避免交叉感染。

（5）**环境**：孩子房间的温度不宜过高，并不宜铺地毯，定时通风；打扫卫生时最好用湿毛巾或吸尘器，避免扬尘。

（6）**孩子手部护理**：父母勤给孩子剪指甲，避免孩子抓破疱疹，继发感染。另外，注意不要给孩子戴手套，以免限制孩子手功能的发展。

（7）**用药**：孩子皮下注射脱敏，或口服0.2%苯海拉明糖浆、扑尔敏、强的松等，或在患处涂抹湿疹霜。

（8）**防疫**：患湿疹较严重的新生儿不能接种疫苗。

14. 脑膜炎

脑膜炎是由包覆着孩子脑部的三层薄膜受到感染，分为由细菌感染引起的化脓性脑膜炎和由病毒感染引起的浆液性脑膜炎两种。脑膜炎的危害性很大，孩子会出现心智障碍、大脑性麻痹，甚至死亡。

有的孩子患脑膜炎后，会出现粉红色或紫红色、扁平、指压不褪色的特殊皮疹；有的表现咳嗽、腹泻等呼吸道或消化道症状。一般脑膜炎患儿很快会出现进行性嗜睡，甚至昏迷或惊厥。

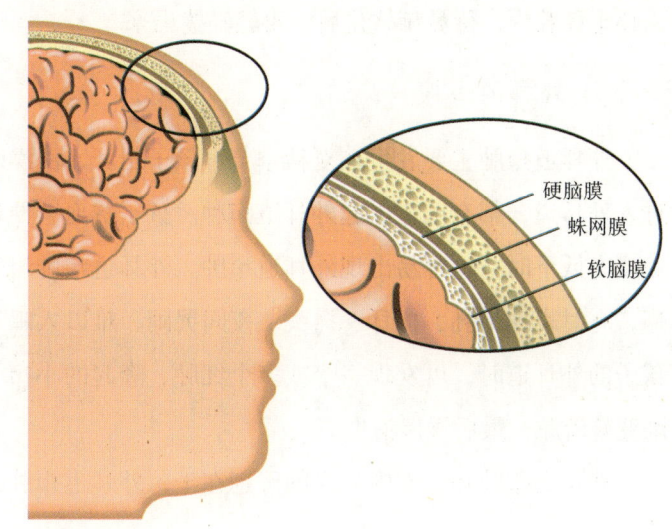

（1）**预防**：进行免疫接种，预防麻疹、脑炎、

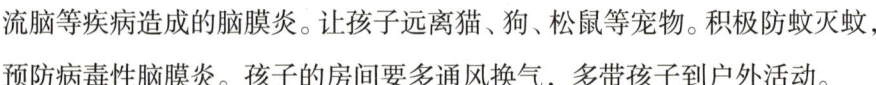

流脑等疾病造成的脑膜炎。让孩子远离猫、狗、松鼠等宠物。积极防蚊灭蚊，预防病毒性脑膜炎。孩子的房间要多通风换气，多带孩子到户外活动。

（2）护理：发现孩子有可疑症状时立即就医，切勿拖延。孩子高热寒战时要注意保暖，用退热药时给孩子补充水分，热退后要及时帮孩子换掉汗湿的衣服。如果孩子昏迷，使孩子平卧，将头偏向一侧，帮助分泌物排出，以免窒息。每2小时帮孩子翻一次身，轻拍孩子背部，促进排痰。

15. 鼻塞

鼻塞就是鼻子不通气，引起鼻塞的原因有很多，既有感冒、鼻窦炎等病理性因素，也有孩子鼻腔狭窄等生理性因素。遇到孩子鼻塞时，父母不要贸然处理，应查明原因，再对症治疗或处理。

2岁孩子的鼻腔比较窄，鼻黏膜内血管丰富，容易受到外界刺激而出现水肿、渗出、鼻内分泌物增多，从而引起鼻塞。由于鼻子被分泌物或鼻痂堵住，孩子经常会感到呼吸困难，变得烦躁不安、爱闹，严重时还会张口呼吸，影响到吃奶。

父母可用消过毒的纱布捻成布捻子，轻轻伸入孩子鼻腔内，再逆时针旋转，把分泌物带出来。如果孩子有鼻痂，可用棉签蘸少许温开水轻轻滴入孩子鼻腔内，待鼻痂软化后，再轻轻拨出来。

16. 外耳道疖肿

外耳道疖肿主要发生在夏秋季节。孩子出汗、洗澡时耳朵进水，泪水进入外耳道，都有可能引起外耳道疖肿。孩子贫血、便秘、内分泌紊乱或免疫力低下时，也容易出现外耳道疖肿。外耳道疖肿时会造成孩子耳内剧痛，有时表现拒乳、抓耳、摇头、夜间哭闹、难以入睡等症状。父母检查孩子的外耳道时，可发现一个或多个红肿、隆起的小疖子。这些疖子会逐渐变软流脓，最后慢慢消失。

外耳道疖肿和急性中耳炎的区别在于，外耳道疖肿在按压耳郭、耳屏时疼痛会明显加剧，急性中耳炎则不会。

预防外耳道疖肿的关键在于保持耳道的干燥，除了禁止孩子挖耳外，防止给孩子洗澡时耳内进水。平时父母为孩子剪指甲，以免孩子抓挠损伤外耳道。

在孩子患外耳道疖肿初期，用消过毒的纱布条蘸上10％鱼石脂软膏，塞于外耳道患处，每天换1次药，连用3～4天，一般可以痊愈。如果错过了早期治疗，可采用局部热敷、紫外线或红外线照射、超短波理疗（每天3～4次）等方法治疗。用氯霉素、甘油滴耳液或1％～3％酚甘油给孩子滴耳，一天3次。外耳道可用3％双氧水洗净，再滴入氯霉素或酚甘油溶液。如果疖肿化脓，尽早就医。

17. 髋关节脱位

髋关节脱位是孩子的股骨头从髋臼滑出，很多孩子从一出生就存在髋关节脱位，通常被认为是先天性脱位。其实，这种脱位既有胚胎期髋臼发育缺陷和遗传因素，又有孩子分娩时的机械因素，或是襁褓包裹方法不当（襁褓式包裹）造成。

孩子早期出现的髋关节脱位一侧、两侧都有可能，女孩的发病率要高于男孩。与外伤引起的髋关节脱位不同的是，这种脱位没有疼痛感，在孩子没学会走路前不容易看出异常表现，因此，不容易被父母发现。但是，一旦错过了最佳矫正时期（1岁以内），孩子的年龄越大，治疗的效果就越差，最终可能导致孩子双腿不等长、跛行、髋关节疼痛等不良结果，父母必须加以重视。

髋关节脱位的早期表现是，孩子髋关节的外展外旋受限，如果将孩子患侧的髋部弯曲到90度，孩子的下肢将不能被平放在床上。如是单侧脱位，父母还可以看到孩子患侧的下肢比另一侧短，及时就诊。

18. 流口水

流口水是孩子发育过程中的必经阶段，只要孩子健康、正常，流得再多也没有关系。但是，有些疾病也可以引起流口水，这就需要提高警惕了。

（1）病因：①脑部疾病：如脑性麻痹、智能发育滞后等，引起的流口水通常持续不断，同时孩子的吸吮能力比较弱，吃奶时经常呛咳。②先天性自律神经功能障碍：除了口水很多，孩子还经常发热（体温超过38℃、不明原因的高热）、爱流汗，但泪水很少，甚至完全没有眼泪。③口腔炎：孩子不但流口水，嘴唇还会出现水疱。④感冒：感冒很容易引起鼻塞，孩子会张口呼吸、流口水。

（2）护理：①用柔软毛巾擦拭：用棉手帕或毛巾给孩子擦口水，不要用含香精的湿纸巾，以免孩子的皮肤受到刺激。手帕和毛巾要经常洗烫，以免引起感染。将手帕或毛巾贴在孩子的皮肤上，把口水吸干，而不是来回擦拭。然后为孩子涂上些油脂，保护孩子的皮肤。②使用围嘴：为了防止口水弄脏衣服，父母还可以用干净、柔软、吸水性强的毛巾做成围嘴，给孩子围上。只有保持围嘴的整洁和干燥，孩子才会感到舒服，并乐于使用。

19. 给新生儿喂药

给新生儿喂药要先准备好药品。孩子们都不喜欢吃味道苦、涩、酸或有特殊气味的药物，父母要尽量选择水果口味的药水、糖浆等。此外，父母还应该洗净双手，把喂药用的小匙、滴管、水杯或喂药器放在方便拿到的地方。准备好给孩子漱口的白开水，再准备些糖水，消除孩子口中的药液味道。

最好在两次吃奶的间隔喂药，一般在第二次吃奶前 30 分钟至 1 小时。如果药物对胃的刺激性比较大（如铁剂），可以选择在吃奶后 1 小时喂药。

药水、糖浆：母亲坐在床上或椅子上，让孩子半躺在自己的手臂上。轻按孩子下巴，让孩子张开嘴。用滴管或针筒式喂药器吸取少量药液（有些鱼肝油是小剂量的尖头胶丸，只要剪开口直接滴即可），慢慢送进孩子口中。轻抬孩子下颌，促使其吞咽。重复上面的动作，直到喂够应服的剂量。用小匙喂一些白开水，给孩子漱口，再喂一些糖水。

药片：将片剂碾碎并捣成粉末。用小匙取少量药粉，加入少许糖粉，用温开水调成糊，送入孩子口中。在奶瓶中装入适量白开水，给孩子吮吸，帮助孩子将药咽下。

三、婴幼儿常见病

1. 感冒

90％以上的感冒都是由病毒引起，如普通感冒是由冠状病毒引起，流感是由流感病毒引起。普通感冒对孩子的威胁性不大，经过4～7天即可痊愈。流感对孩子的危害比较大，除了起病急、病情重外，还很容易引起中耳炎、肺炎、支气管炎、心肌炎、脑膜炎等并发症，甚至危及生命。

（1）症状：孩子主要有发热、流鼻涕、咳嗽、鼻塞、易烦躁、哭闹增加等症状。患流行性感冒后，孩子会迅速出现高热、爱发脾气、食欲大减、扁桃体红肿、全身无力等症状，接着会咳嗽、流鼻涕，严重时还会出现腹痛、呕吐等肠胃症状。流感引起的发热可能持续3～5天，对孩子的威胁比较大，父母一定要注意。

（2）预防：接种流感疫苗是预防流感的最有效方法。每年10月是接种流感疫苗的最佳时机，父母应该及时带孩子去医院或防疫站接种。除此之外，父母最应该做的就是切断病毒的传播途径了。感冒病毒主要通过飞沫、"口—手""手—手"传播。父母应该经常开窗通风换气，保持室内温度、湿度适宜。还要注意在抱孩子前彻底洗净双手。如果母亲患了感冒，给孩子喂奶时要戴口罩。感冒流行的季节，父母尽量少带孩子到公共场所去，更不要让孩子接触感冒病人。天气变化时，及时为孩子增减衣物，以免诱发感冒。

妇幼保健点点通

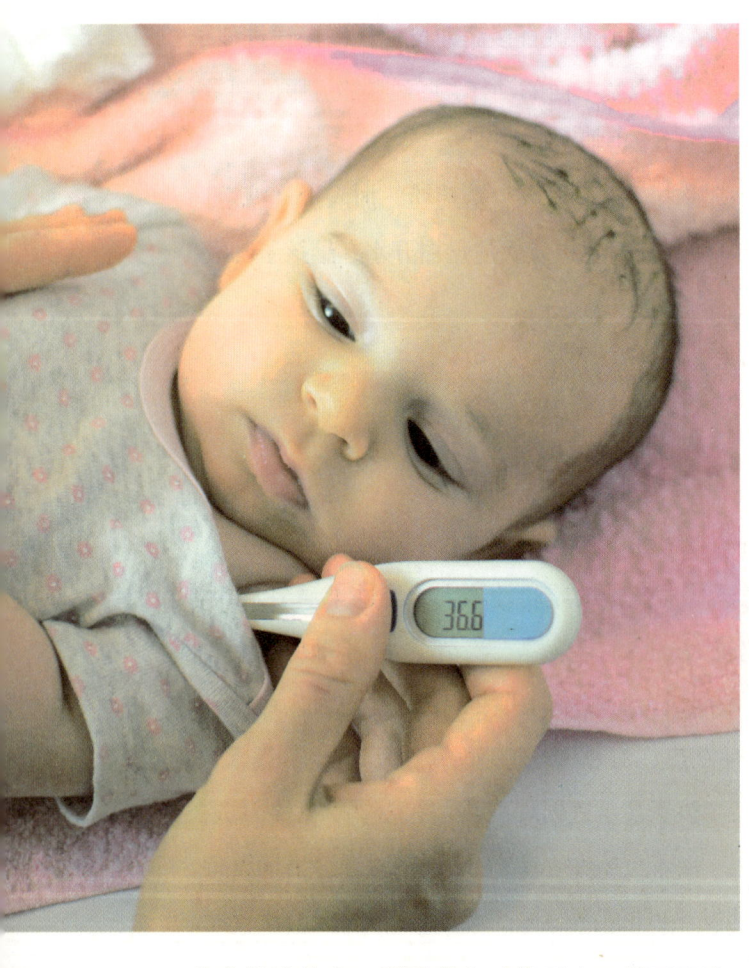

（3）**护理**：如果孩子感冒发热，父母一定要注意观察孩子的体温，每隔2个小时测量一次。一旦孩子的体温超过39℃，尽快采取措施退热。让孩子多喝水、多休息，适当喂一些果汁，补充维生素C。发热期间尽量不要给孩子洗澡，以免加重病情。

2. 肺炎

与新生儿肺炎不同的是，婴幼儿肺炎通常是由细菌或病毒感染引起的。患感冒、水痘的孩子，易患肺炎。肺炎对孩子的危害性比较大，严重者心功能不全，甚至死亡。

（1）**症状**：肺炎通常是上呼吸道感染向下蔓延所致，主要症状有咳嗽、呼吸急促、流涕、发热（有时会出现高热，持续2~3天）等。发病3~6天后，大多数孩子会出现咳嗽加重、发绀（口唇青紫）、呼吸困难等症状；有的孩子还会出现食欲减退、呕吐、腹泻、精神萎靡或嗜睡症状。

（2）**肺炎与感冒的区别**：轻度肺炎与感冒有些类似，父母可以根据"四看一数"法诊断。一看发热。肺炎孩子体温多在38℃以上，并持续三四天不退；感冒孩子则很少出现如此高热，持续时间也比较短。二看孩子的咳嗽和呼吸情况。肺炎咳嗽比较严重，孩子多有呼吸困难、喘气现象；一般感冒孩子咳嗽较轻，很少引起呼吸困难。三看精神。感冒对孩子的精神影响不大，孩子玩耍、睡眠几乎与平时一样；肺炎孩子则有精神萎靡、烦躁情况。四看饮食。感冒对孩子的饮食影响较小；肺炎则会使孩子的食欲明显下降，甚至拒食。如果孩子一吃奶就哭闹，有以上症状，并且呼吸每分钟大于50次，就可能患上了肺炎。

（3）预防：远离感染源，秋冬流感流行季节一定要少带孩子到公共场所去，以免传染。如果母亲患了感冒，喂奶时最好戴上口罩，防止传染给孩子。室内经常开窗通风透气。经常感冒的孩子可在医生指导下服用黄芪、转因子口服液等，提高免疫力。

（4）护理：

①环境：室内保持气温18～22℃、湿度50%～60%为宜，注意通风换气。不要给孩子穿太多衣物，以防孩子过热，诱发呼吸困难。

②休息：一定要让孩子休息好。孩子安静时可以平卧，父母每隔2～3小时帮孩子翻一次身，仰卧、左右侧卧交替进行，以防肺部长时间受压。帮孩子翻身时，父母应轻轻拍打孩子背部，帮助孩子排痰。如果孩子咳嗽或气喘，父母可用枕头将孩子背部垫高，呈半躺半坐位，减轻呼吸困难症状。

③饮食：如果3～4

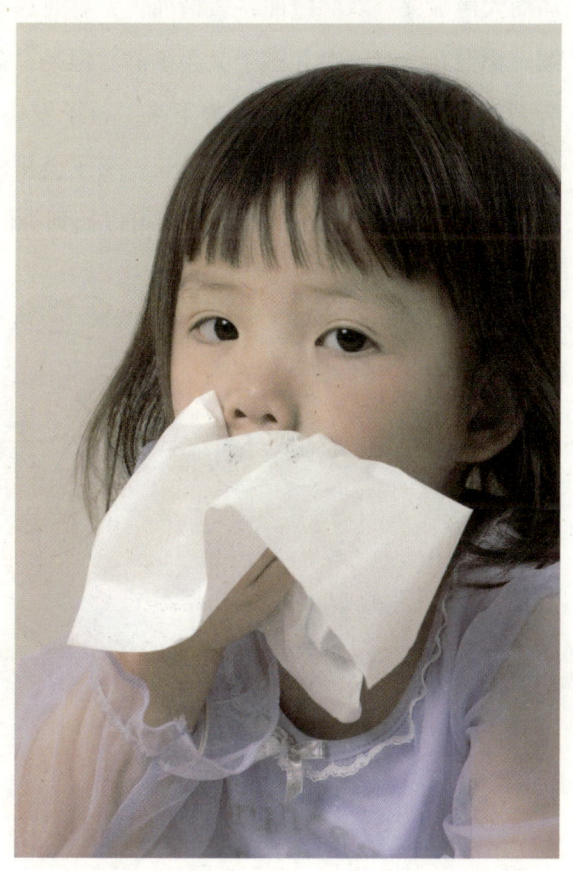

个月的孩子患了肺炎，最好吃母乳。如果是人工喂养，可将配方奶调稀一点，少量、多次地喂给孩子，同时补充鲜果汁。注意多给孩子喂水。

④症状监测：家长注意观察孩子的体温、脉搏、呼吸、血压、皮肤、精神状态的变化，如果发现孩子出现烦躁不安、面色发灰或青紫、喘憋、出汗、口周青紫、脉搏明显加快等异常状况，立即就诊。

3. 肠套叠

肠套叠是一部分肠管套入相邻的肠管中，导致肠道梗阻的病变。急性肠套叠是一种常见的小儿急腹症，不但发病急、症状重、进展快，还容易误诊。如果治疗不及时，极有可能造成肠坏死，危及孩子的生命。

（1）**症状**：一般肠套叠的发生没有预兆。孩子会因为突然出现的腹痛而大声啼哭、双膝蜷曲，表情痛苦，有时还会呕吐。这种剧烈疼痛只持续一小会儿，过一会儿孩子又会平静。但是，第二轮疼痛袭来时，孩子又会开始大哭大闹，并很难平静下来。孩子发病前 12 个小时，还可以解出正常的大便，随着套叠时间的延长，孩子会排出血便或形如果酱的黏性大便。父母如果触摸孩子的腹部，还可以摸到类似腊肠的包块。

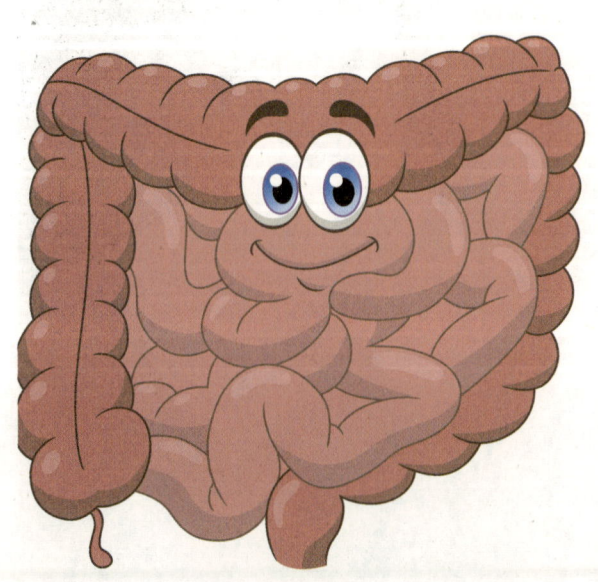

成人肠管长度是身体的 4.5 倍，而婴儿是 6 倍，再加上孩子肠道的回盲部系膜还没有发育完善，更容易发生肠套叠。

（2）**预防**：保证孩子肠道蠕动正常，可预防肠套叠。平时父母要注意保护孩子的腹部，避免孩子因着凉而出现肠功能失调。孩子食具一定要严格消毒，并防止交叉感染。给孩子哺乳时，母亲洗净双手和乳房。给孩子添加辅食应循序渐进，一次只添加一种食物，从少量开始，不要急于求成，避免诱发肠道蠕动紊乱。父母最好不要擅自给孩子使用驱虫药。

（3）**护理**：肠套叠是急症，处理不当很容易引起肠梗阻和肠坏死，父母一旦发现孩子有类似肠套叠的症状，要迅速就诊。父母注意观察和记录孩子的病情变化，如呕吐物、大便的数量等，以便向医生陈述病情。孩子禁食禁水，以减轻孩子肠内的压力；不要给孩子服用止痛药，以免掩盖症状，影响诊断。

4. 积食

（1）**症状**：父母可以从这些典型症状入手，判断孩子是否积食。如孩子最近胃口明显变小了；孩子睡觉不踏实，睡眠过程中不停地翻身，有时还会咬牙；孩子经常不明原因地哭闹；孩子鼻梁两侧发青，舌苔白厚，呼出的口气中有酸腐味。

（2）**饮食**：父母发现孩子积食后，要为孩子调整饮食。如果是母乳喂养，母亲少吃大鱼大肉，适当缩短喂奶时间。如果是人工喂养，父母可将奶粉冲稀一些，适当减少一些奶量，减轻孩子的肠胃负担，促进孩子消化功能的恢复。孩子辅食以易消化的米粥、面汤、菜汤等为主，少吃蛋黄、肉泥等。

（3）**运动**：给孩子做婴儿操或进行腹部按摩，消除积滞，恢复健康。

（4）**药物**：遵医嘱，给孩子服用小儿化食丸、小儿消食片、消积止咳口服液等。

（5）**揉中脘穴**：中脘穴位于胸中与肚脐连线的1/2处，是胃经要穴，具有和胃健脾、降逆利水的效果。父母用手掌根按住孩子的中脘穴（肚脐以上4寸），旋转按揉2~5分钟，对消除孩子积食是很有帮助的。

5. 手足口病

（1）**症状**：5岁以下的婴幼儿可患手足口病，该病没有免疫性，患一次后还可以再患。起初孩子出现咳嗽、流鼻涕、烦躁、哭闹症状，多数不发热或有低热。宝宝发病1～3天后，口腔内、口唇内侧、舌、软腭、硬腭、颊部、手足心、肘、膝、臀部和前阴等部位，出现小米粒或绿豆大小、周围发红的灰白色小疱疹或红色丘疹，不痒、不痛、不结痂、不结疤，不像蚊虫咬、药物疹、口唇牙龈疱疹，也不像水痘。口腔内的疱疹破溃后即出现溃疡，导致孩子常常流口水，不能吃东西。重症患儿可伴发热、流涕、咳嗽等症状。如果疱疹破溃，极易传染。重症患儿病情发展快，甚至可引起心肌炎、肺水肿、脑炎等并发症，可导致死亡。

(2) **传播途径**：手足口病传播途径多，婴幼儿容易感染，目前还没有治疗手足口病的疫苗，也没有特效药，注意卫生是预防本病的关键。饭前、便后、外出后，要用肥皂或洗手液给孩子洗手。不要让孩子吃生冷食物，避免接触患病的孩子。给孩子更换尿布时，处理粪便后均要洗手，并妥善

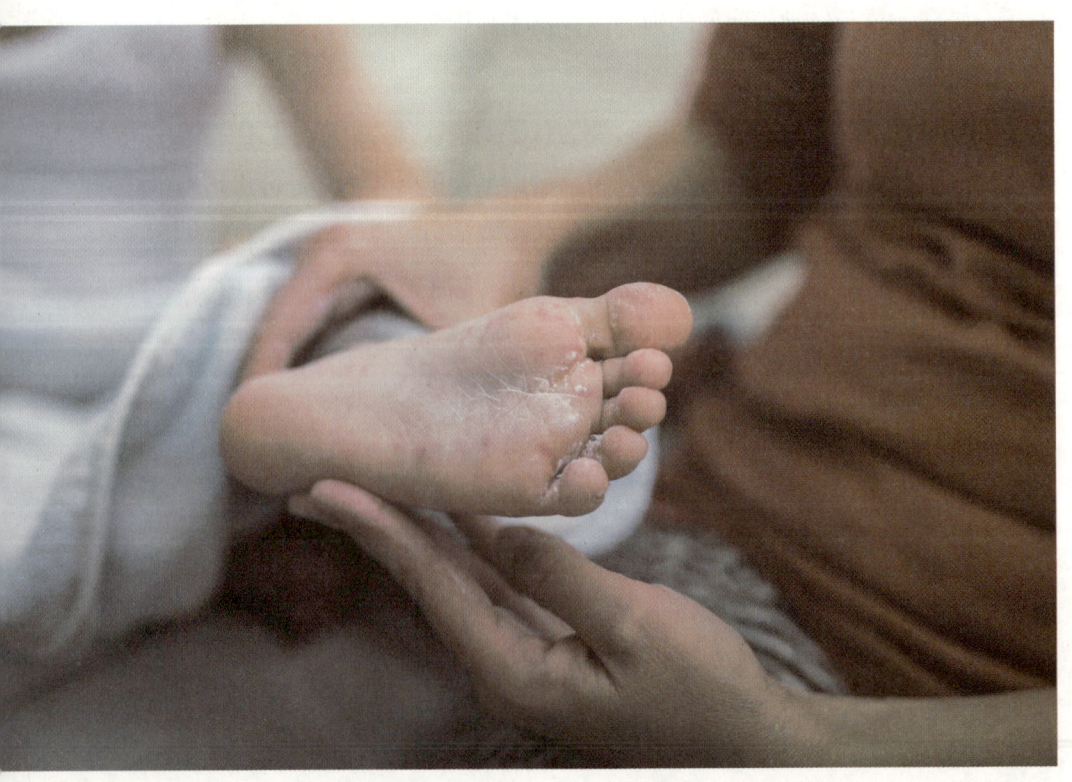

处理污物。奶瓶、奶嘴使用前后充分清洗。

（3）**治疗与护理：**

①隔离消毒：孩子一般需要隔离 2 周左右。孩子的物品要彻底消毒，可用含氯的消毒液浸泡，不宜浸泡的物品可放在日光下暴晒，有条件的家庭每天可用乳酸熏蒸消毒。

②注意营养：孩子患病后一般不愿进食，宜给清淡、温性、可口、易消化、柔软的流质或半流质食物，禁食冰冷、辛辣、咸等刺激性食物，也不要让孩子吃鱼、虾、蟹等水产品。如果孩子在夏季得病，容易造成脱水和电解质紊乱，多喝温开水。

③护理口腔：由于口腔疼痛，孩子会很不舒服，可以在饭前饭后用生理盐水漱口。对不会漱口的孩子，可以用棉棒蘸生理盐水轻轻地清洁口腔。

④护理皮肤：注意保持孩子的皮肤清洁，防止感染。孩子的衣服、被褥要清洁，防止孩子抓破皮疹。臀部有皮疹的孩子，随时清理大小便，保持臀部的清洁干燥。

⑤注意降温：如果孩子发热，可多喝温水或洗温水浴。

6. 麻疹

麻疹是由麻疹病毒引起的急性呼吸道传染病，一般多发于 3～4 月份，传染性非常强。如果孩子没有接种过疫苗，一旦接触了麻疹病毒就会感染上。麻疹患者是主要传染源，从出疹的前 5 天到出疹后 5 天都有传染性，病毒主要通过飞沫传播。孩子得过一次麻疹后，会获得终身免疫，不会再发病。

（1）**症状：**孩子感染麻疹病毒后，一般经过 10 天的潜伏期，然后开始发热，体温在 38～39℃。同时出现流鼻涕、流眼泪、频繁咳嗽、打喷嚏，眼睛发红、怕光、流泪等类似感冒的症状，然后会在口腔内黏膜上长出针尖大小、周围有红晕、发白的斑点（医学上称为麻疹黏膜斑），并不断增多。发热 3～4 天后，孩子的耳后、颈部会出现红色斑丘疹。这些斑丘疹会不

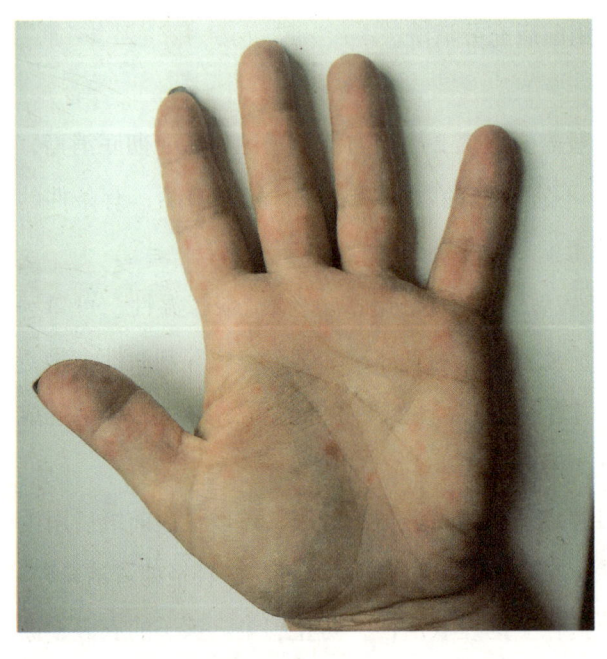

断向下发展,最终使孩子的躯干、四肢、手足心等部位都出现疹子。4~5天后,这些斑丘疹会慢慢退去,体温下降至正常水平,麻疹的发病过程结束。麻疹本身的危害性并不大,但是容易引起比较严重的并发症,特别是肺炎和喉炎,甚至失明、脑炎、严重腹泻、呼吸道感染等。

（2）预防：接种麻疹疫苗。孩子8个月后初种,父母可在孩子接触麻疹病人后一天内应急接种,避免发病或减轻病情。体弱多病或有慢性病的孩子在接触麻疹病人后,注射丙种球蛋白进行被动免疫,5天内可制止发病,5~9天内可减轻症状。

（3）护理：保持孩子口、眼、鼻的清洁,注意室内通风,接触孩子之前先洗手,尽可能切断麻疹病毒传播的途径。如果母亲患了麻疹,要立即停止哺乳,以免感染孩子。

麻疹护理的首要任务是透疹。只要孩子身上的皮疹能顺利出齐,疹毒可以充分发散,病程发展就比较顺利,孩子很快就会痊愈。如果由于受风、受寒、并发其他疾病等原因使孩子无法出疹,疹毒内陷,病情就要加重,甚至危及生命。为促进透疹,父母可以在医生指导下让孩子服用一些中药,室温保持在16~18℃,湿度30%~40%；夏季室温保持在21~26℃,湿度30%~70%,每天开窗透气1小时以上,注意不要让孩子受风。

孩子发热期间,父母可以采取温水擦身、服退热药物等方法降温,防止高热引起抽搐和惊厥。出疹期间孩子有鼻涕、眼睛有分泌物，精神不佳，父母可经常用淡盐水给孩子擦洗眼、鼻，多给孩子喂奶、温开水、果汁、菜汤等补充水分。如果孩子出汗较多，要及时擦汗，以免着凉。

7. 秋季腹泻

秋季腹泻是一种轮状病毒感染引起的肠道疾病，以腹泻和呕吐为主要症状。秋季腹泻的传染性很强，主要感染对象为5岁以下的婴幼儿。

(1) **症状：** 秋季腹泻通常有1~3天的潜伏期，然后孩子会出现发热、呕吐，有流涕、打喷嚏、咳嗽等类似感冒的症状。呕吐持续2~3天后，孩子便开始腹泻。秋季腹泻次数可到20多次，少者每天也有10次左右。这种腹泻一般是喷射状泻出，每次的大便量比较多，呈水样或蛋花汤样，淡黄色或乳白色，没有脓血。如果父母取孩子的大便到医院化验，一般结果显示为正常（或有少量白细胞）。秋季腹泻的病程为8~10天，孩子易出现脱水和电解质紊乱，严重时会引起中毒性脑炎、心肌炎，肠套叠等并发症。一旦孩子患上秋季腹泻，父母应密切观察孩子的大便形状、次数，以及有无口渴、尿少、眼窝及囟门凹陷、皮肤弹性差、精神萎靡等脱水表现，及早就诊。

(2) **护理：**

①补水：为避免脱水和电解质紊乱，最好勤给孩子喂服ORS口服补盐液。

②饮食调理：孩子患了秋季腹泻后不要禁食，只需适当调整饮食就可以了。继续坚持母乳喂养，因为母乳有助于帮孩子提高免疫力，促进孩子早日恢复。如果孩子已经开始吃配方奶，可适当减少孩子的吃奶量，加喂面汤、米汤等，以减轻孩子的肠胃负担。蔬菜、水果等辅食最好停喂。

③臀部护理：频繁腹泻孩子易出现"红屁股"，每次大便后，父母都要用温水为孩子清洗干净臀部，并涂上护臀膏。孩子的尿布要及时更换、清洗消毒，以免出现交叉感染。

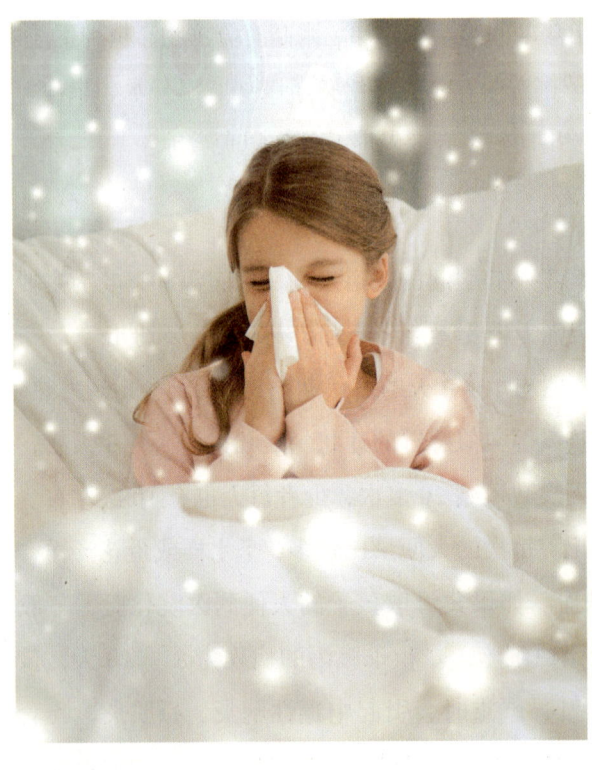

④用药：秋季腹泻是病毒感染，一般使用抗生素治疗效果不明显，还容易使孩子肠道的正常菌群比例失调，加重腹泻症状。所以，发现孩子患秋季腹泻后，父母最好不要盲目使用抗生素，尽快就诊，以免延误或加重病情。

（3）预防：

①把好"病从口入"关，不给孩子吃污染的食物，炊具消毒，避免污染。

②远离传染源：秋天是秋季腹泻的流行季节，父母应做好消毒隔离工作，避免交叉感染。

③科学喂养：父母按科学方法喂养孩子，保证孩子摄入充足、均衡的营养，增强抵抗力，减少被病毒感染的机会。

④主动防疫：必要时给孩子口服轮状病毒活疫苗，以预防该病。

8. 疥疮

疥疮是由疥虫（又名疥螨）感染引起的一种具有传染性的皮肤病，主要通过接触传播，传染性极强。1岁以下的孩子皮肤比较娇嫩，角质层比较薄，免疫力低下，一旦与疥疮患者或患者用过的物品接触，易被感染。疥疮会引起孩子剧烈的瘙痒，多在夜间发作，影响孩子的睡眠。婴儿疥疮发作时，往往全身都会出现皮疹，头、身体、四肢、手掌、脚趾出现水疱或丘疱疹，常发生细菌感染或湿疹样变化。有些男孩的阴茎、阴囊、皮肤等部位会出现疥疮结节。

治疗婴儿疥疮不能选择毒性较强的药物，也不宜使用激素乳膏外涂治疗，可选择5%硫黄软膏（需要注意的是，一般市售硫黄软膏浓度多为10%，不能直接用于孩子的治疗），全身涂抹，以3天为1个疗程。涂药后，为防止孩子吮吸手指、揉眼而吸收药物，父母最好用干净的双层纱布包住孩子双手。治疗期间，孩子所穿用的衣物、被褥应每天换洗并暴晒或煮烫消毒。1个疗程结束后，孩子穿用过的衣服、被褥要全部清洗、消毒、暴晒，然后再使用。

9. 泌尿系统感染

儿童发生泌尿系统感染后，一般会出现尿频、尿急、尿痛、血尿等典型症状。婴幼儿则没有这些特征，而是表现发热、食欲不振、脸色差、精神萎靡、嗜睡、睡眠不安、烦躁不安、呕吐、腹泻、尿臭、生长发育迟缓、惊厥等中毒性症状。特别是不明原因的高热，如果没有其他伴随症状，很可能孩子已经患了泌尿系统感染。有些孩子在排尿时会感到疼痛，或出现尿急、尿频症状。

孩子有哭闹、不吃奶，抗拒排尿、排尿疼痛的表现。尿布需要不断更换，每次排尿量却很多，会阴部位有疹子和臭味，是尿路感染的明显特征。确定孩子患泌尿系统感染后，在医生指导下进行抗菌治疗。治疗一定要彻底，最好在孩子临床症状消失、尿液检查正常后，再遵医嘱用药2～6周，并经2～3次尿液检查正常再停止治疗。治疗期间，让孩子多喝水，增加排尿量，冲刷尿道、祛除病菌，促进早日康复。父母注意观察孩子尿色、尿量，排尿次数变化；用的痰盂最好为白色，以便观察尿液颜色，发现异常要及时向医生反映。

预防：及时更换、清洗孩子的尿布，并定期消毒；注意会阴部位的清洁卫生；每次大便后清洗臀部；不要给孩子穿开裆裤；不要让孩子爬坐在地面上玩耍。

10. 先天性心脏病

先天性心脏病是孩子在出生前（母亲怀孕2～3个月）形成的心脏局部解剖结构异常，或出生后通道未能闭合的心脏疾病。患先天性心脏病的孩子生长发育明显落后于同龄孩子，经常感冒，反复患支气管炎、肺炎等疾病。父母应该带孩子到医院检查，排除先天性心脏病的可能。

先天性心脏病的主要特征是心脏有杂音，但这需要经过专业的心脏检查，并结合孩子的病史、体格检查、心电图、超声心动图，甚至通过进一步心血管造影才能确诊。其实，先天性心脏病还是有一些比较明显的身体症状。如孩子的鼻尖、口唇、指趾等部位持续出现紫绀；孩子吃奶时吮吸困难或拒食，常出现吃吃停停、呛咳等现象；孩子经常出现呼吸急促、面色苍白、哭闹，或活动后气喘、憋气等现象。

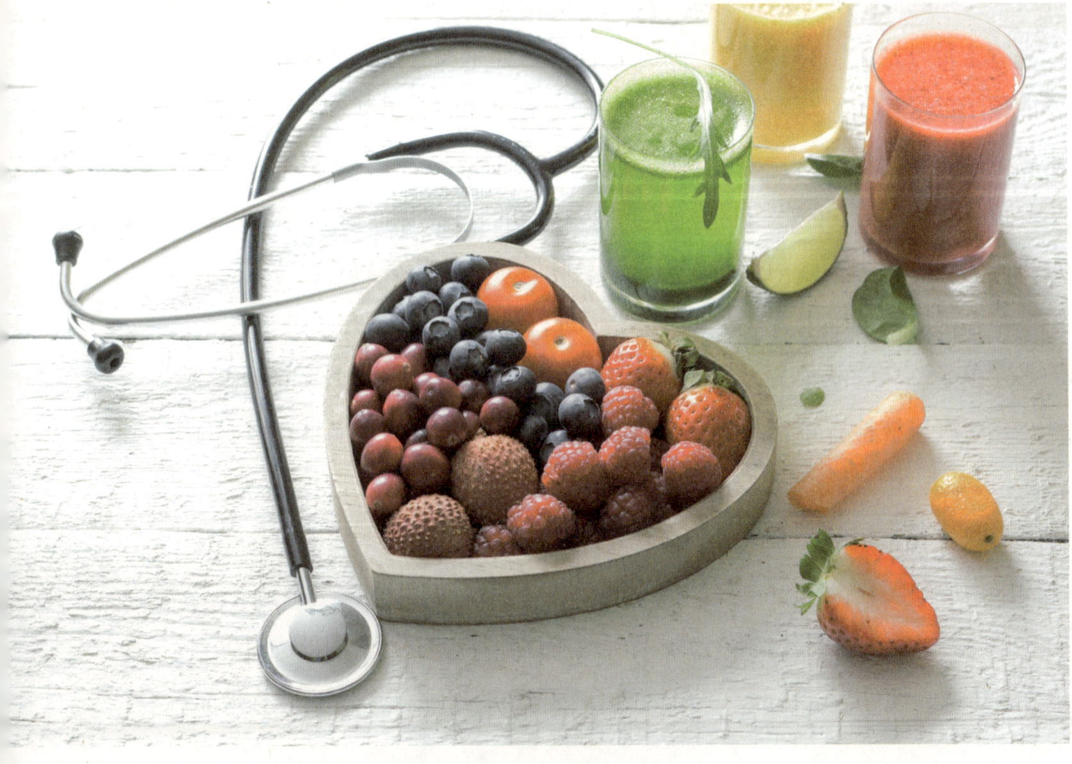

除了极少数无须治疗的，缺损口径小于0.5厘米的房间隔缺损或室间隔缺损，一些可以自行闭合的动脉导管病例，大多数先天性心脏病是不能自愈的。孩子患了先天性心脏病，最好进行手术治疗，时间越早越好，最好在孩子1～5岁进行。如果手术时间过晚，孩子会在先心病的影响下出现肺动脉高压，给手术带来较大风险，甚至失去手术治疗的机会。

孩子患了先心病，除了配合医生积极治疗，父母还应做好护理工作。心功能不全的孩子出汗比较多，夏天勤给孩子洗澡，冬天多用热毛巾帮孩子擦拭身体（擦拭时要注意保暖），保持孩子的皮肤清洁。注意调整孩子的饮食结构，预防便秘。平时要多开窗通风，及时为孩子添减衣服，预防感冒。

11. 肠炎

小儿肠炎多因食用不洁食物引起，主要由于肠道内感染，如致病性大肠杆菌感染（肠道病毒感染以轮状病毒多见），或肺炎、中耳炎及喂养不当造成。小儿肠炎一年四季均可发生，1岁半以下的婴幼儿发病率比较高。

小儿肠炎表现腹泻，有不同程度的发热、腹泻、呕吐，容易造成脱水现象。

轻度肠炎：大便每天5～8次，有轻微发热，无脱水现象。中度肠炎：大便一天超过10次，水样、泥状、细菌性带有黏液、脓或血液，俗称"痢疾"。有脱水现象，高热，常引起孩子痉挛、昏睡。重度肠炎：一天大便在5次以上，水样喷射而出，有重度脱水，皮肤干燥、眼圈发黑，还有呼吸不适、半昏迷等症状。

（1）**预防**：孩子的奶瓶、奶嘴都要严格消毒，不要给孩子吃生冷食物。冲好的奶或吃过一半的奶，如果在室温下放置过久，不要给孩子再次食用。家长给孩子换尿布，处理孩子尿便后要及时洗手。

（2）**治疗**：细菌性肠炎可用抗生素治疗。孩子腹泻严重时，应停止喂食，让胃肠休息。病情减轻后，可先饮用米汤或中淡脱脂奶，逐渐增加浓度。

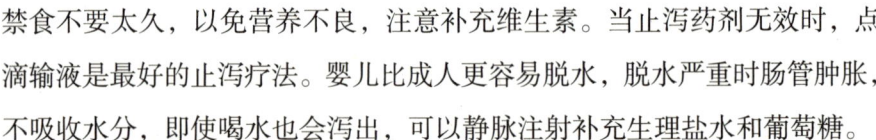

禁食不要太久，以免营养不良，注意补充维生素。当止泻药剂无效时，点滴输液是最好的止泻疗法。婴儿比成人更容易脱水，脱水严重时肠管肿胀，不吸收水分，即使喝水也会泻出，可以静脉注射补充生理盐水和葡萄糖。

12. 惊厥

惊厥就是人们常说的"抽风"，是婴幼儿急症。孩子发生惊厥，常表现24小时内全身或局部痉挛性抽搐，伴有意识障碍、双眼上翻、凝视或斜视。惊厥发作持续时间短，严重者反复发作，甚至可以转变为癫痫，造成严重后果。炎热夏季是惊厥的高发期，父母一定要多加注意。

任何感染都可以导致孩子的体温升高，当体温超过人体承受的范围时就会发生惊厥，所以，要及时采取降温措施。以物理降温为主，可用冷毛巾敷额、温水擦浴或温水沐浴。体温处于高热持续期时，给孩子穿薄衣服，以有利于机体散热。让孩子多喝水，多吃易消化、富含维生素的饮食，维持机体足够的营养与水分。必要时，可在咨询医生后，给孩子口服或注射退热剂。

13. 小儿过敏性鼻炎

小儿过敏性鼻炎是指孩子对尘螨、霉菌、冷空气、花粉、细菌感染等产生的鼻黏膜充血过敏反应。

患鼻炎的孩子会鼻塞，遇到冷空气时会连续打喷嚏，经常流清鼻涕，孩子的记忆力也会减退，嗅觉会变差。伴有鼻子痒、眼睛痒和流泪症状，表现为反反复复搓鼻子、抠鼻子和揉眼睛（过敏性鼻引起的结膜炎）。有些孩子可以发展为突然阵发性咳嗽（以干咳为主），甚至哮喘，称为"过敏性鼻炎哮喘综合征"。

如果孩子对毛皮或螨虫过敏，则要把羽绒枕头、羽绒被子等统统换掉；家里常用吸尘器清洁环境，而不要用扫帚扫地；卧室的门窗要经常打开，保持空气流通。如果是对化学气体过敏，尽量使用绿色环保的装修材料。如果孩子过敏非常严重，可以用抗过敏的药物，有局部用的，也有全身用

第七章 儿童常见病

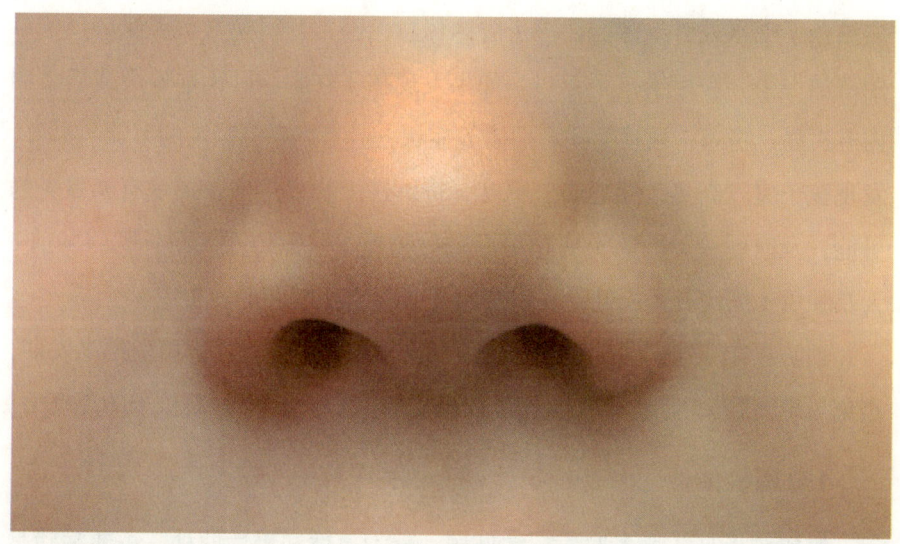

的，如诺考特、伯克钠等。如果是感冒诱发的过敏性鼻炎，则要锻炼体质，预防感冒。如果是季节性的过敏，如孩子每到10月份就会出现过敏性症状，最好提前一两个月就采取预防措施，即使出现了过敏性鼻炎症状，也会减轻很多。

父母平时要注意保持孩子鼻腔卫生，不要让孩子用手抠鼻子，平时可常给孩子做鼻部按摩。家长发现孩子有小儿鼻炎的征兆，尽快到正规医院的耳鼻喉科就诊。注意给孩子擤鼻涕的方法，如果是鼻塞多涕，要轻轻按住孩子的一侧鼻孔，将鼻涕挤压出来。严禁给孩子食用油腻辛辣食物，多让孩子饮水，吃蔬菜，保持大便通畅。遵医嘱，及时给孩子服药与外用滴鼻剂。冬季使用加湿器，避免室内空气过于干燥而引发孩子鼻腔不适症状。

14. 腮腺炎

孩子患腮腺炎最典型症状，通常为一侧或两侧以耳垂为中心向前后扩展的脸部肿胀。肿大的脸部通常呈半球形，没有明显的边缘界限，肿胀的脸部表皮较热，孩子张嘴或咀嚼时有疼痛感。除了肿脸之外，频发热、乏力、厌食也是腮腺炎的最常见症状。

保持孩子饮食清淡，可喂给一些流质食物，禁食酸性和刺激性食物。

多给孩子喂水或鲜果汁。让孩子卧床休息，经常开窗换气。要保持孩子口腔清洁卫生，饭后给孩子漱口。如果发现孩子在腮腺肿大前6天或后2周内有头痛、嗜睡、频繁呕吐、抽搐等症状，应考虑患脑膜炎的可能。另外，发现孩子突发高热，伴恶心、呕吐、持续性上腹部疼痛，提示有胰腺炎的可能，及时就诊。腮腺炎病毒可通过打喷嚏、咳嗽传播，而且腮腺肿前6天及肿后1周均有传染性，所以要将孩子隔离至腮肿退后1周。

预防：春季气候转暖，各种病菌大量繁殖，是流行性腮腺炎的高发期，避免与患腮腺炎的孩子接触。保证饮食均衡、营养全面，提高孩子的免疫力。

15. 扁桃体炎

扁桃体炎是儿童多发病、常见病，分为急性和慢性两种，主要症状是咽痛、发热及咽部不适等。可引起耳、鼻、心、肾、关节等局部或全身的并发症，家长应予以重视。如果是由细菌所致，一般症状比较重，起病比较急，可能还伴有恶寒及高热，体温可达39～40℃。特别是孩子吞咽时会疼痛，甚至放射到耳部。如果是由病毒引起的，一般局部和全身症状都

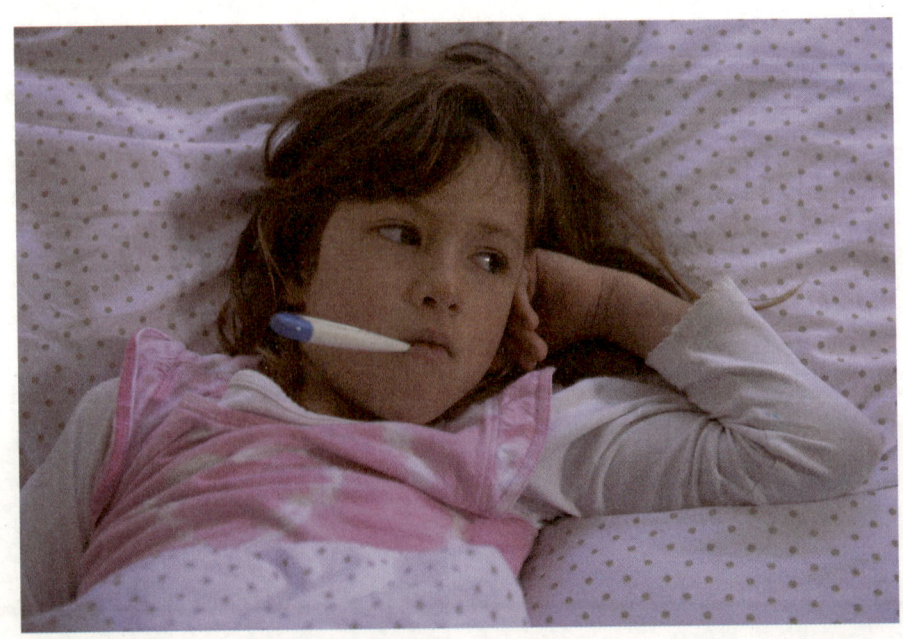

比较轻，扁桃体充血，表面没有渗出物。

孩子发病时多休息、多饮水，排除毒素。父母可用淡盐水给孩子含漱，每日几次，保持孩子口腔清洁无味。孩子体温过高时，采用物理方法降温，用凉水或冰袋敷孩子的头颈部，或用低浓度酒精擦拭孩子头颈、腋下、四肢，帮助散热，防止孩子发生惊厥。保持孩子大便通畅，大便秘结时可服用缓泻药。如果使用抗生素治疗，要严密观察孩子的体温、脉搏变化情况。如果孩子患的是急性扁桃体炎，细菌或病毒毒素可能会侵入血液循环，引起严重的并发症，如风湿热、心肌炎、肾炎、关节炎、颈淋巴炎、中耳炎等，及时就诊。

预防：平时让孩子加强锻炼，增强免疫力。在感冒流行的季节或孩子出现脸色发红、轻微咳嗽时，服用板蓝根冲剂，以起到预防作用。居室内外温差不可太大，一般室温不要高于25℃，相对湿度以45%~55%为宜。

16. 急性喉炎

急性喉炎，中医称为"喉风、喉音、喉痹"等，是喉部黏膜的急性炎症，主要特征是声音嘶哑，咳声如犬吠。急性喉炎多见于6个月到3岁的婴幼儿，一般是由病毒或细菌感染引起。孩子上呼吸道感染时多会继发急性喉炎，可能是某些急性传染病的前驱症状或并发症。

急性喉炎起病很急，患儿多有发热，并伴有咳嗽、声音嘶哑症状。孩子哭闹时会气喘，接下来炎症会侵及声门下区，喘声变为"空、空"的咳嗽声，夜间症状会加重。病情较重的孩子可出现吸气性喉喘鸣，呼吸困难，胸骨上窝、锁骨上窝、肋间及上腹部软组织吸气期内陷等喉阻塞症状。患儿口鼻周围会发绀或苍白，指趾发绀，有不同程度的烦躁不安、出汗等症状。如不及时治疗，患儿会呼吸无力、呼吸衰竭、昏迷、抽搐，甚至死亡。

由于患儿的咳嗽功能不强，不易排出喉部及下呼吸道的分泌物，呼吸会更加困难。若是孩子已经患有急性喉炎，应及时就诊，千万不能抱有侥幸心理，自己在家治疗，以免耽误病情，造成严重后果。

父母要多给孩子喝白开水，饮食要清淡，勤用淡盐水给孩子漱口，并保证孩子有充足的睡眠。室内空气要保持清新、湿润，密切观察孩子的病情变化，防止急性喉炎引起鼻、喉、气管、支气管、肺、耳等并发感染。

严格遵照医嘱，给孩子喂药或咽部喷药。某些急性传染病如麻疹、水痘、猩红热等的发病前期与急性喉炎的表现类似，父母注意在孩子发热1~2日后，查看孩子口腔黏膜和皮肤有无特征性的斑疹出现，以及舌头有无杨梅舌样改变等，以免误诊。

17. 幼儿急疹

幼儿急疹又叫玫瑰疹，是儿童常见病，多见于周岁以内的孩子，一年四季都有发病的可能。幼儿患过一次急疹后，可获得终身免疫。

第一阶段：孩子感染上急疹病毒以后，通常会有5~15天的潜伏期，然后会突发高热，体温可达到39~40℃。但孩子的总体精神状态良好，有些孩子会出现高热惊厥、咳嗽、颈部淋巴结肿胀、耳痛等症状。免疫功能低下的孩子可能发生肝炎或肺炎等并发症。

第二阶段：孩子发热持续3~4天后，突然降至正常。孩子颈部和躯干部皮肤上出现细小、清晰的玫瑰色斑点状皮疹，持续3~4天。疹子退去后，孩子很快就恢复正常，整个病程8~10天。

幼儿急疹没有特效疗法，只能加强护理。让孩子多休息，室内要保持安静，空气要新鲜，被子不能盖得太厚。患儿体温不超过38.5℃时，主要采取物理降温方式，用温水或50%酒精为孩子擦身；当孩子体温超过38~50℃时，要适当给孩子吃些退热药，以防孩子出现高热惊厥。多给孩子喝白开水或果汁，以利出汗和排尿，促进毒素排出。三餐以流质或半流质饮食为主。保持孩子皮肤的清洁卫生。

预防：幼儿急疹是由病毒引起的一种急性传染病，主要通过唾液飞沫经呼吸道传播，所以尽量少带孩子去人多嘈杂的场所，避免孩子与患儿接触。

18. 咳嗽

咳嗽本身不是一种疾病，而是某种疾病或不适的症状表现。咳嗽是一种突然的暴发性呼气运动，是一种保护性反射。但如果长期剧烈咳嗽，就会影响孩子的睡眠和生活质量。

孩子的抵抗力差，一旦冷空气或灰尘进入呼吸道，就会刺激气管，引起咳嗽。当孩子患感冒、咽炎、气管炎、肺炎等疾病时，气管黏膜就会水肿、充血，发生炎症，这时即使没有痰，孩子也会咳嗽。当气管内吸入异物，如奶液、米粒，或受到油烟、辣椒味刺激时，也会引起咳嗽。当孩子出现咳嗽时，许多父母的第一反应就是给孩子止咳、打针、吃药、食疗、理疗，但效果往往并不好。因为引起咳嗽的原因不尽相同，只有找到"病根"对症下药，才能彻底治疗咳嗽，单纯止咳只能是治标不治本。

（1）吸入异物引起的咳嗽：当奶液、食物渣子等异物进入气管时，孩子会立即出现剧烈的咳嗽。这时应该鼓励孩子咳嗽，帮孩子变换体位，轻拍其背部，以助于异物咳出。

（2）过敏性咳嗽：有些孩子对花粉、冷空气、香水或动物毛过敏而引起咳嗽，让孩子远离过敏源，听取医生建议适当使用抗过敏药物。

（3）呼吸道炎症引起的咳嗽：咽炎、气管炎、肺炎等发生时，除了持续的严重咳嗽，常常还伴有发热、流涕、呼吸急促、吐黏稠痰液等症状，要立即就医，治疗原发病。使用止咳药不是根本办法。

人的呼吸道里时刻都有分泌物，但小孩子不会吐痰，所以痰液就会堆积在呼吸道里，嗓子里总是"呼噜、呼噜"的，尤其到了秋末冬初这种现象更明显。但只要孩子吃得好睡得香，精神状态不错，体温也正常，就没有什么问题，平时只要加强护理就行。如果是秋冬季节，室温要保持在18℃左右，湿度在45%左右，不要给孩子穿得太多，不能因为天气寒冷就停止给孩子洗澡或户外活动。

拍背法：让孩子侧卧或抱起侧卧，家长一手五指微屈呈空拳状，从上而下、由外向内轻轻拍打孩子前胸和侧胸背部。每侧拍3～5分钟,每日2～3次。

饮水法:让孩子多喝凉白开,少量多次,水温以23℃左右为宜。

19. 小儿哮喘

小儿哮喘是儿童常见的慢性呼吸道疾病,表现为反复发作性的喘息、气促、胸闷、咳嗽等症状,清晨和夜间加剧。

发病前常常有1～2天的上呼吸道过敏症状,如眼痒、鼻痒、打喷嚏、流清涕等,进一步表现为上颚痒、咽痒、干咳和呛咳。孩子会表现烦躁不安、呼吸困难、呼吸频率加快并伴有喘鸣音,甚至心力衰竭。在缓解期,孩子没有任何症状表现,或仅表现为过敏性鼻炎和咽炎症状。

过敏源:如尘埃、花粉、动物毛、霉菌、蟑螂等。刺激物:如香烟、厨房的煤烟或油烟、香水、强烈的化学制剂或气味。剧烈活动:活动量大

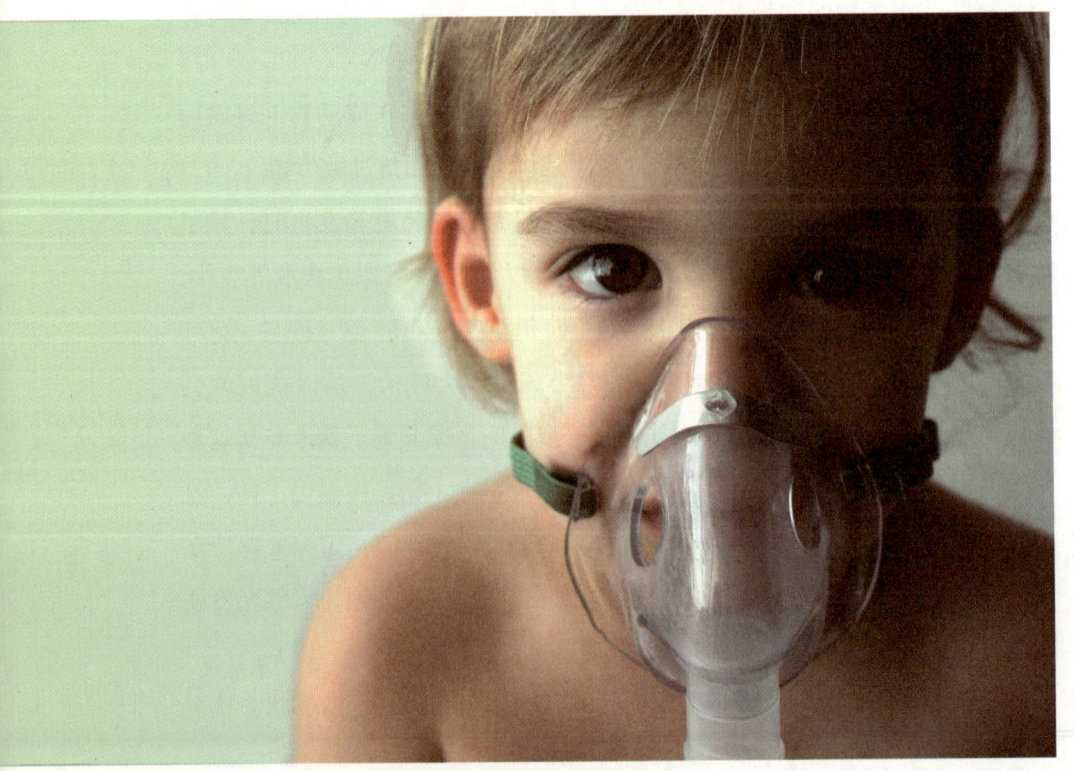

的运动、大笑大叫、大哭大闹。疾病感染：伤风、感冒、流感、鼻窦感染等。

避免给易过敏孩子穿羽绒服或用蚕丝棉衣服；避免吃鱼、虾、蟹、鸡蛋、牛奶、桃子、芒果等；居室空气湿度控制在50%以下；不要在室内养花，春夏季节每天定时关窗，以减少花粉吸入；经常清洗孩子的床单、被罩、枕巾，每周用50℃以上的热水烫洗一次；不养猫、狗、鸟等宠物；寒冷季节里注意给孩子保暖，保护好气管，避免受寒；在户外玩耍时，不要让孩子做剧烈运动；不到花草多的地方，以免吸入花粉；随身携带药物，以备哮喘发作之需。

20. 中耳炎

卡他性中耳炎：又称渗出性中耳炎或非化脓性中耳炎，表现为耳闷、听力下降。急性期可有轻度的耳痛。卡他性中耳炎是小儿致聋的常见原因。急性化脓性中耳炎：表现为发热和耳痛、耳流脓。慢性化脓性巾耳炎：多为单纯型中耳炎，由急性中耳炎反复发作或耳内进水引起。

由于孩子不会说话，无法表达自己不适的感觉，所以很难判断孩子到底是哪里不舒服。发生炎症一侧的耳朵附近头部剧痛，由于耳内疼痛，孩子会用手抓挠耳朵，不肯吃东西、哭闹，不愿意入睡。中耳炎往往伴随着突然发热，体温可升至38~40℃。看有无化脓，如果孩子耳中流出黄色、白色或含有血迹的脓液，那很有可能是患上了中耳炎。

中耳炎发作初起时，鼓膜内陷，出现低调耳鸣、轻度传音性耳聋；锤骨柄充血、突出，鼓室内有渗液。接着进入化脓前期，鼓膜呈辐射状充血，锤骨柄变成红色棒状，松弛部红肿外凸，很快整个鼓膜变红凸起。这时候孩子会出现高热、惊厥、摇头抓耳，哭闹不安，常伴有腹泻、呕吐等症状，容易被误诊为胃肠疾病。进入化脓期，鼓室大量蓄脓，鼓膜极度外凸膨隆，锤骨柄消失。有跳动性耳鸣，严重者耳聋、剧烈耳痛，可放射到上颌牙齿和颞顶部。孩子出现高热、拒食、躁动、面色灰白等中毒现象。持续感染4~5天后进入消散期，鼓膜中心黄变坏死，最后穿孔，脓液流出。初为浆液，后为黏脓和纯脓。鼓膜一旦穿破流脓,除耳鸣、耳聋外,一切症状顿然消失,孩子体温、饮食随即恢复正常。

预防:给孩子洗澡、洗头时,防止污水流入耳内而发生感染。给孩子喂奶时,不要让孩子平躺,奶嘴孔也不要太大,以防呛奶,奶液进入中耳。不要轻易给孩子掏耳朵,以免刺伤耳内皮肤黏膜而感染。孩子感冒时要及时治疗,因为许多小儿中耳炎都是由感冒引发的。

21. 急性上呼吸道感染

急性上呼吸道感染是由病毒感染引起的鼻、咽部及扁桃体炎症,简称"上感",俗称"感冒",是小儿时期最常见的疾病。在流行性感冒流行时,往往一家人或一班同学相继发病。一般病毒经飞沫传播。

(1) 症状:孩子的感冒症状轻重不一,年长儿以呼吸道局部症状为主,表现流涕、鼻塞、打喷嚏、咽部不适、轻咳与不同程度的发热。婴幼儿局部症状不显著,而全身症状较重,表现为爱哭、精神差、怕冷、高热、头痛、吃奶或吃饭不香,伴有恶心、呕吐、腹泻、腹疼、烦躁,甚至高热惊厥。对症处理,继发细菌感染者应用抗生素。

(2) 预防:①增加小儿的抵抗力是关键,提高对气候骤变的适应能力。根据气候变化情况,随时增减衣服。②鼓励母乳喂养,预防佝偻病、营养不良等。③在上感流行季节,避免去人多、拥挤的公共场所。

(3) 治疗与护理:①保持室内空气新鲜,每日通风2次,每次15~30分钟,保持室温在18~22℃。家中最好不要来人串门,室内不要吸烟。患儿衣被厚薄、松紧适宜,以利散热。②发热的小儿应卧床休息,减少体力消耗,预防并发症。多饮温开水,以加快毒素排泄和降低体温。发热使消化液分泌减少,消化功能减弱。此时孩子食欲差,可等退热后再进食。吃奶的孩子,除调整喂奶时间外,奶量要减少1/3;年长儿可选用清淡的饮食,如稀粥、肉末、菜泥、菠菜鸡蛋面、蒸蛋羹等。③患儿发热至38.5℃,可用物理降温。头部用冷毛巾敷前额,枕冰袋,或冷敷腹股沟、腋下等大血管处；温水擦浴；用30%～50%酒精或用白酒加等量温水擦拭四肢，由肩向手、由大腿向脚方向擦拭。物理降温时，注意孩子有无寒冷反应。④患儿体温超过38.5℃时，按医嘱给予退热剂，口服阿司匹林与巴比妥的复方制剂。如体热持续不退，4小时后可再服退热药一次。有的患儿发热至38.5℃就会出现惊厥，及时采取退热措施。发热时，每2～4小时给患儿测体温一次。⑤发热出汗容易刺激皮肤变红，要勤给患儿翻身，更换内衣、内裤，保持皮肤清洁干燥。⑥注意口腔护理。婴幼儿可用蘸凉白开水的棉签清洗口腔，年长儿可用淡盐水或复方硼酸溶液漱口。⑦保持大便通畅，也是清热的要点。病儿大便通畅，表示胃肠功能良好。如大便燥结，不能退热，可用适量开塞露注入肛门，协助通便。⑧鼻部的护理：感冒常有鼻塞，婴幼儿吃奶时会哭闹不安。因此，在给婴儿喂奶前5～10分钟，用0.5%麻黄碱溶液滴鼻，每次1～2滴，可使扩张的鼻黏膜血管收缩，消除鼻塞，以保证进食时鼻腔通畅。不能用药过频，以免引起心悸。感冒患儿流清涕，使上唇皮肤局部红痛。家长给孩子洗脸时，可用温湿毛巾在局部敷一会儿，然后涂上金霉素眼膏、四环素眼膏等。给孩子擤鼻涕时，不要同时捏住患儿双侧鼻孔用力擤，以免炎症扩散引起中耳炎或鼻窦炎。晚间睡觉时可将患儿后背部稍垫高呈半卧位，减少气管分泌物对咽部的刺激，减轻咳嗽。⑨给予板蓝根、金银花或连翘等清热解毒药。不滥用抗生素，如细菌感染可能性大或伴有并发症，可适当选用抗生素。年长儿感冒后常诉咽痛，可含薄荷片、西瓜霜片、金嗓子喉宝等。⑩一般病程3～5天，若患儿高热持续不退，精神不好，出现耳痛、淋巴结肿大、拒食、吞咽困难、咳嗽加重、呼吸困难等情况，及时就诊。

22. 急性支气管炎

该病常继发于上呼吸道感染后，也常为流感、百日咳、麻疹、伤寒、猩红热等急性传染病的早期症状或并发症。急性支气管炎多为细菌和病毒混合感染。小儿年龄小、体质差，气温骤变，公共场所或居室空气污浊，都可诱发本病。患营养不良、佝偻病、副鼻窦炎的孩子，常易复发支气管炎。

患儿大多先有上呼吸道感染症状，初为干咳，以后有痰。痰开始为白色黏痰，几天后变为黄色脓痰。婴幼儿全身症状较明显，常有发热、食欲不振，可有呕吐、腹泻等消化道症状。婴幼儿可发生哮喘性支气管炎，多见于2岁以下虚胖小儿，往往有湿疹或其他过敏史，主要表现似支气管哮喘发作，患儿鼻翼翕动，呈喘憋状呼吸，很快出现呼吸困难、呼气延长、缺氧发绀。治疗原则为控制感染和对症治疗。

（1）病儿卧床休息。室内保持通风换气，但避免对流风，以免病儿再次受凉。房间内可用食醋熏蒸，每立方米空间用 5～10 毫升食醋，加热水 1～2 倍，熏蒸 30～60 分钟，有杀灭病毒的作用。

（2）鼓励患儿多喝水，发热期间进食流质或半流质饮食。

（3）由于患儿发热、咳嗽、痰多且黏稠，咳嗽剧烈时可引起呕吐，所以要保持口腔卫生。婴幼儿可在进食后喂适量开水，以清洁口腔。年长儿应在晨起、饭后、睡前漱口。

（4）发热轻者不需特殊处理，高热时采取物理降温或药物降温措施，防止发生惊厥。

（5）患儿卧床时头胸部稍抬高，使呼吸通畅。鼓励患儿有效咳嗽，增加室内湿度，以湿化空气，稀释分泌物。使用超声加湿器或冬天在暖气片上放湿布，也可在火炉上放一水壶，把盖打开，让水汽蒸发。对咳嗽无力的患儿，须经常变换体位，轻轻拍打背部，促进痰排出，保持呼吸道通畅。

（6）急性支气管炎发作时出现咳喘重、鼻翼翕动、口周发绀等缺氧表现，须住院治疗，防止发生脑缺氧和心力衰竭。

23. 营养性缺铁性贫血

营养性缺铁性贫血系因食物中铁摄入不足，体内铁储存缺乏，影响血红蛋白合成，引起的小细胞低色素性贫血，为小儿贫血中最常见类型。1981 年进行了全国八省（市）7 499 名 7 岁以下小儿调查，血红蛋白 <11

克/分升的贫血发生率平均为39.9%，尤以6个月至3岁婴幼儿发病最多。

临床表现为皮肤黏膜逐渐苍白，以唇、口腔黏膜及指甲床最明显；患儿体力差、易疲乏、不活泼、不爱动、注意力不集中、食欲减退、精神萎靡、记忆力差、反应迟钝、生长发育缓慢，年长儿可诉说头晕、眼前发黑、耳鸣等。当孩子有上述症状，及时就诊，一般就可做出初步诊断。治疗以补充铁剂和去除病因为主。

（1）预防是关键

①孕母在妊娠期，特别是最后3个月，膳食中应保证足够的铁（每天供给20~48毫克）。孕母多食鱼、肉、肝、血等，饭后多吃水果或加服维生素C100~200毫克，以促进铁的吸收。

②婴儿期合理喂养，逐渐添加辅食，以补充各种微量元素。提倡母乳喂养，至少4个月，最好延至6~9个月。足月儿最迟从4个月后补铁，每日1毫克/千克体重，早产儿或低体重出生儿最迟从2个月后补铁，每日2毫克/千克体重。给予铁强化食品或直接给予铁剂，或于哺乳后加喂橘子汁或维生素C50~100毫克，以促进铁的吸收。人工喂养小儿尽量采用铁强化乳品，鲜牛奶应加热后再哺喂婴儿，以减少因过敏所致的肠道出血。婴儿5~6个月后可添加铁强化谷物或给予菜泥、蛋黄、鱼泥、豆浆等。加固体食物不宜早于4~5个月，与哺乳分开喂食。因蛋黄和牛乳中含高磷复合物可阻碍铁的吸收，所以蛋类和乳类食品最好单独喂食。7~8个月开始喂肝泥、肉末等，可促进铁盐的吸收。婴儿期每日供给的铁总量不应超过15毫克。家中储存的铁剂或铁强化食品不宜超过1个月量，以防变质或发生中毒。

③注意膳食安排。尽量喂给孩子含铁量多、吸收率高的食物，如鱼、瘦肉、肝、鸡、鸭、猪血及豆浆、豆腐等。合理搭配膳食，米面交替、粗细粮混合。尽量食用深色绿叶或黄红色蔬菜，如菠菜、油菜、芹菜、香菇、黑木耳、紫菜、海带等，并与瘦肉同煮食，这样可促进铁的吸收。

④预防感染性疾病和寄生虫病（如钩虫病）。

⑤小儿按时体检，以便早发现、早治疗。

（2）加强护理患儿

①居室每天通风换气，保持整洁，注意气候变化，及时添减衣服，预防呼吸道感染。

②适量安排孩子的活动量，以无心悸和气促等不适感为宜。

③正确喂养，及时添加辅食，纠正小儿的不良饮食习惯。对年长儿应鼓励进食，注意饮食色、香、味的调配，增加其食欲。

④按医嘱补充铁剂。铁剂对胃黏膜有刺激性，应放在两餐之间服用，同时可喝维生素 C 含量多的橙汁、柠檬汁等，以利于铁的吸收。铁剂不宜与牛奶、钙片、茶水等同时服用，以免妨碍铁的吸收。对服用铁剂时出现的牙齿发黑、大便发黑不必担心，停药后可恢复正常。按医嘱坚持全疗程铁剂治疗，切勿自行停药。铁剂也不可过量服用，否则，会产生中毒症状，如面色潮红、头痛、发热、关节疼、荨麻疹等。网织红细胞是早期观察铁剂疗效的可靠指标，用药 3～4 天后网织红细胞升高，7～10 天达高峰，2～3 周后降至正常。如服药 3～4 周无效，应查找原因。

⑤缺铁会造成细胞免疫功能缺陷，感染的机会增多，所以应保持口腔卫生，尽量少去人群聚集的公共场所。

⑥贫血纠正后，合理安排小儿膳食，培养良好的饮食习惯。

24. 小儿肥胖症

小儿肥胖症是由于长期摄入能量超过消耗，导致体内脂肪积聚过多而造成。一般以体重超过同年龄、同身高小儿正常标准20%，或超过同年龄、同性别健康儿童平均体重加 2 个标准差，即可称为肥胖。超过20%～30%为轻度肥胖，30%～50%为中度肥胖，>50%为重度肥胖。

由于生活水平的提高，儿童肥胖症有增加的趋势，我国发生率为3%～5%，可发生于任何年龄，但常见于婴儿、5～6岁和青春期，大多属单纯性肥胖。长期摄食过多，导致热能过剩；活动过少，导致热能消耗少；

遗传因素影响；继发于某些疾病，如长期使用糖皮质激素；受精神因素影响，如情绪创伤、家庭溺爱造成异常心理的小儿，也可能出现肥胖。

肥胖儿体格生长发育较正常儿童快，体重超过同年龄小儿正常标准的20%以上。孩子食欲旺盛，喜肉食、油炸食物和甜食，怕热，多汗，易疲劳，不爱运动，运动时动作笨拙，且常有心理障碍。治疗原则为控制饮食，加强运动为主，消除心理障碍，配合药物治疗。近年来，发现小儿肥胖症与成人肥胖症、高血压、冠心病、糖尿病等有一定关系，故应及早预防。

（1）预防： 从胎儿期即开始。母亲怀孕期间避免体重增加过快，以防止胎儿营养过剩。在婴儿期进行生长发育监测，及早发现体重增加过快、长胖趋势。给予孩子较稀的食品，不给或少给粥、米粉等碳水化合物。儿童和青春期少年，应养成良好的饮食习惯，少食甜食、油炸食品，经常参加体力活动、体格锻炼，如游泳、打球等。家庭有肥胖倾向或小儿体重超重时，应取消餐间点心，饥饿时多吃蔬菜、水果，并定期进行体重监测，调整饮食。

（2）饮食管理： 限制饮食，如果父母和孩子都肥胖，要注意改变全家的饮食结构。

①小儿正处于生长发育时期，营养物质的需要量相对比成人多，如果长期过分限制饮食，会影响孩子的正常生长发育。目前主张肥胖儿食物能量来源为高蛋白质（30%~35%）、低脂肪（20%~25%），碳水化合物占40%~45%，故以蔬菜、水果、米饭、面食为主，加适量的蛋白质（如瘦肉、鱼、脱脂奶、禽蛋、豆类及豆制品），限制脂肪（如肥肉、肥禽、油炸类食物）。

②多吃柑橘、梨、草莓等含糖低的水果，给予绿叶菜、萝卜、芹菜、笋、冬瓜、南瓜、豆腐等含热量少、体积大的食物，烹调时注意色、香、味、形的搭配，迎合患儿的口味，调动其控制饮食的积极性。

③轻度肥胖者每月稳定减少0.5~1千克体重，中度以上肥胖者每周减0.5~1千克体重。一般体重降至标准体重的110%，即可停止膳食限制，

维持总能量于正常水平，防止体重反弹。

④制定运动计划，在限制饮食的同时，还必须增加运动量。如做操、晨跑、散步、踢球、跳绳、游泳，逐渐增加热量消耗，避免剧烈运动及长时间的体力活动（每日固定运动1小时），以免食欲骤增更为肥胖。

⑤家长不必对子女的肥胖过分担心，到处求医，对孩子的进食习惯经常指责，这样会造成患儿精神紧张，甚至产生对抗心理。应理解孩子，鼓励孩子坚持饮食治疗和运动。

⑥减肥药易产生药物依赖性，在医生的指导下应用。

25. 儿童多动症

儿童多动症又称注意力缺陷多动症，是一种较常见的儿童行为障碍综合征。它是以年龄不相称的活动过多，注意力不集中，任性，易冲动为主要特征的行为障碍。这些孩子智力发育基本正常，但有学习困难、运动功能不协调及心理异常等。一般在6岁前起病，男孩多于女孩。多动症病因多种多样，遗传因素有相当大的作用。此外，还与妊娠和分娩期脑轻微损伤、脑炎、神经递质和有关酶改变、铅中毒、不良社会和家庭环境因素有关。

（1）临床表现：①活动过度。在婴幼儿期，学龄前期就显得特别活跃，表现多动、好哭闹、睡眠不安、不安静，难以满足要求。入学后上课不注意听讲，小动作多，屁股在凳子上扭动，碰撞临近同学，严重者可影响课堂秩序。在家写作业，边做边玩，常须家长监督。除活动多外，部分患儿可有动作不协调、笨拙、眼手协调功能差等现象。②注意力不集中。主动注意明显减弱，而被动注意亢进。上课、做作业时不专心，作业潦草、拖拉时间、频繁出错。易被周围事物所吸引，做事有头无尾。有的患儿上课时似安静，但思想开小差，听不进去，而在考虑其他问题。③冲动性。不经思考即开始行动。患儿多任性、倔强，情绪易冲动而缺乏自我控制能力，不合群，好与人争吵，有攻击行为。这三大症状常引起一系列后果，如学习成绩下降，尤以3～4年级突出。该病的诊断是以病史、家长和老师的报告为主要依据，神经系统检查、行为测定和脑电图等可辅助诊断。治疗除心理治疗和教育外，对本症唯一有效的药物为精神兴奋剂，如哌甲酯、苯丙胺、匹莫林。

（2）预防： ①防止孕期不利因素对胎儿发育的影响。②加强围产期保健，防止颅脑损伤和窒息。③科学喂养，在保证充足营养的基础上，从小多摄入含磷脂高的食品，如蛋黄、鱼虾等。防止过量食入精制食品和含色素食品。④防止铅、汞中毒和各种污染，选择玩具、用具等合格产品。⑤减少来自家庭和学校的压力，为孩子创造一个和谐、安宁的家庭气氛，培养孩子的学习兴趣，变被动学习为主动学习，增加文体活动和睡眠时间。

（3）正确评价自己的孩子： 多动症与正常儿童的顽皮好动不同，不要轻易给孩子下多动症的诊断，要经过医院科学的检查，方可下结论。

（4）减少对患儿的不良刺激（打骂、歧视）： 针对孩子的临床表现特点，尽可能地寻觅并去除致病诱因，发现孩子的优点予以表扬，保护孩子的自尊心。

（5）加强家庭与学校的联系： 寻找以往教育上的失误，改变教育方法，注重启发、引导和兴趣性教育。要在同情和爱护孩子的基础上，对其进行耐心的教育和帮助。作为家长应明白对多动症孩子端正自我形象，恢复自尊心，振作精神和加强自控能力的锻炼是十分重要的。

（6）应用行为矫正治疗方法： 也就是对孩子适宜的行为给予奖励，进行强化。对不适宜的行为加以惩罚，促使其消退。以孩子上课做小动作为例，给孩子说清楚，一堂课做小动作次数减少一半就口头表扬，如持续几节课减少一半就给一物品作为奖励。总之，凡达到规定的要求就奖励，达到的要求越高给的奖励就越大。当未完成或出现不良行为时，即取消奖励（惩罚法）或不予理睬（消退法）。这种方法简便易学，家长可在服药的同时加用此方法，会取得较好的效果。

（7）参加活动： 让孩子参加一些文体活动，不但使过多的精力得到了消耗，对培养小儿的注意力也有帮助。另外，可给孩子制定简单可行的规矩，培养一心不二用的习惯，如吃饭不看书，做作业时不玩玩具等。对孩子的攻击性行为和破坏性行为不可袒护，应严加制止。

（8）**用药观察**：6岁以下的小儿一般不用药物。遵医嘱按时给孩子服药，观察疗效和副作用。精神兴奋剂能改善患儿注意力，但有食欲减退、头昏、心率加快、短暂失眠等副作用。